第一次經絡
按摩就上手

菜鳥經絡手冊

超激實用的人體速效穴位，
拯救便祕、0食慾、性趣缺缺的你！

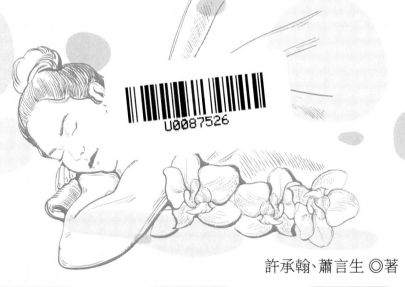

許承翰、蕭言生 ◎著

指壓 × 灸法 × 代替物

簡單易學的三種方法，做好居家經絡養生

全面改善食慾、性慾、睡慾的各種現代人毛病！

目錄

目錄

第四章 人體自有大藥——神奇的人體特效穴位

目錄

序言

中醫是一門博大精深的學科，可以師從名家，也可以從中醫基礎理論開始，還可以直接閱讀《黃帝內經》，然而，要想切身體會中醫，想隨學隨用、用即有效，那學習經絡就是最好的捷徑。

經絡，是經脈和絡脈的總稱，是運行全身氣血，聯絡臟腑肢節，溝通內外表裡的內在結構。經，有路徑之意，是經絡系統的縱行幹線，大多循行於人體的深部；絡，有網絡之意，是經脈的大小分支，循行於人體的較淺部位，有的還顯現於體表，縱橫交錯，網絡全身，無處不至，並像網絡一樣相互聯繫。

中醫裡有句術語，叫「諸病於內，必形於外」。這就是說，只要觀察一下我們的哪條經絡有不正常的反映，就可以知道哪個臟腑器官出了問題。不僅如此，透過對經絡的按摩或刺激，還可達到養生祛病的目的。可以說，經絡是人體的生命之河。疏通它就能告別疾病，常保健康；忽視它，可能會因此百病纏身，傷痛不斷。故此《黃帝

序言

內經》中才說：「經脈者，所以能決死生，處百病，調虛實，不可不通。」

近年來，傳統中醫經絡養生越來越熱絡。數據表明，三十歲以上人群中約百分之二十八點五的人注重日常養生，關注飲食與生活方式；而在四十歲以上人群中，這個比例為百分之四十點二。在受訪人群中，百分之二十一的人嘗試過腳底按摩、經絡調理、刮痧、拔罐等中醫調理方式。

那麼，經絡養生緣何如此之熱？

這主要有四個原因：

一是大家越來越認清了濫用抗生素和其他藥物帶來的副作用；

二是人們開始正視熬夜、酒肉美食、空調、打麻將等生活方式對健康的巨大危害；

三是五千年的發展證明了中醫經絡養生的「綠色」、安全、有效；

四是近幾年來，大量經絡養生書籍，達到了科普式的教育和推動作用。

然而，我們應該認識到，經絡養生絕不是隨意的按摩或者捶打放鬆，這其中有著很大的學問。

那麼，這些學問都有些什麼呢？這正是本書所要告訴給大家的。本書以中醫經絡養生學說為核心，針對身體健康的各方各面，傳授你如何透過按摩經絡來達到祛病、健身、養生的方法。經絡雖然極為神祕和複雜，但本書的論述卻並不會讓讀者感到晦澀，除了作者深入淺出、通俗易懂的筆法，相信能讓讀者更加真實和到位地理解經絡養生的真諦，並學會正確使用人體經絡的方法，以此擁有一個健康和幸福的人生。

序　言

第一章　認識經絡

——經絡是人體的金礦

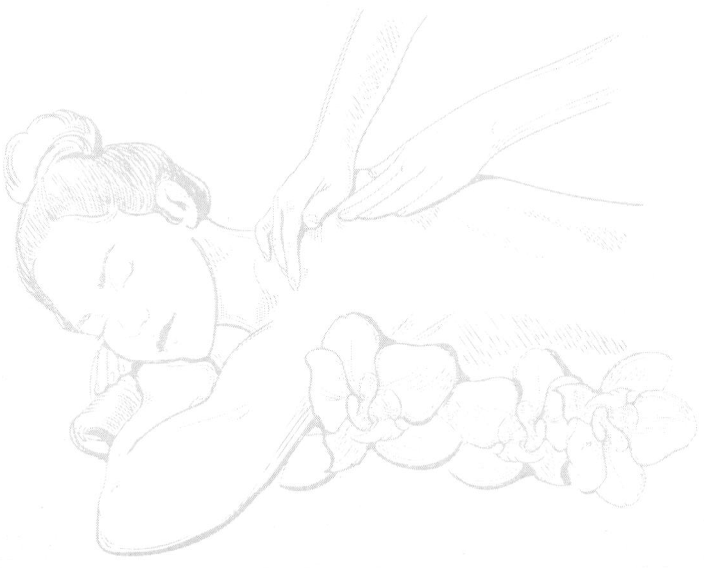

經絡是否存在──一個飽受爭議的問題

經絡是什麼，存在於人體何處?經絡有哪些作用，是透過什麼途徑發生作用的?這些問題既是中外醫學家研究的重大課題，也是老百姓非常想了解的奧祕。

在很多武俠小說中，都有關於經絡、穴位的記載。在這些作品中，經絡穴位往往有著神奇而強大的功效，比如說「哭穴」如果被點穴高手點中，人就會哭個不停；還有「笑穴」，一被點中人就會笑個不停；更神奇的是「定身法」，點中人體的某個穴位，人就不能動了。武俠小說裡面還寫了有關打通經絡的神奇功效，打通任督二脈和奇經八脈，一個人的功力就會得到幾何倍數的遞增。

那麼，經絡的真面目到底是怎樣的呢?

事實上，早在兩千年前的漢代，就有了關於經脈的圖譜。《黃帝內經》中有不少篇幅論述經絡。在許多人眼中，經絡是早已為千百年來大量實踐所證實的，似乎是不存在問題的客觀事實。但是，現代解剖學，無論用多麼先進的顯微鏡，也找不到與古典圖譜一致的經脈。

那麼，經絡是否真的存在呢?

答案是肯定的，這可以從下面幾個方面看出來：

生活中，有不少的人對經絡很敏感，一按穴位就會感覺氣往上走。比如說一按合谷穴，被按者就會感覺到氣沿著手臂外側的路線一直往上走。

還有一些皮膚病患者，皮損的表面走向，也跟經絡描述的走向差不多。

另外，曾經有科學家進行研究，在古人描述的經絡線路上進行電阻實驗，發現經絡走向是一種低電阻，比其他部位的電阻要低。

還有科學家發現在經絡走向的路線上敲擊所發出的聲音和其他部位是不一樣的。有的還發現經絡走向的路線上能發出一種非常微弱的冷光。

以上這些奇妙的現象，足以說明經絡確實存在。

經絡既然存在，那麼它到底是什麼東西呢？

在醫學界，現在多把經絡當作一種哲學的產物，除此之外，還有兩種不同的觀點：

其一，經絡就是現代醫學所說的血管神經系統。

這是在生物學、西醫甚至中醫領域相當普遍的一種觀點。因為在古代，解剖學很不發達，所以中醫文獻中沒有現代醫學的血管和神經系統。一些人在研究中醫文獻後認為，古人描述經絡的許多內容實際上是指血液循環系統及其作用。而目前的醫學界，在一點上已達成共識，那就是古代醫學的經絡系統包括現代醫學的心血管系統。《黃帝內經》中對神經沒有記載，所說的只是經絡。我們知道，神經系統是人體生命活動必不可少的，忽視神經存在和其作用的醫學理論絕不可能得到實踐支持並流傳至今。而《黃帝內經》流傳至今並被奉為中醫學的奠基之作，這就證明，在《黃帝內經》中，雖然沒有記載神經，但其重點描述的經絡實質上是與現代的神經作用相同的。現代解剖學也已經證實，人體經絡上的穴位往往是神經密集的地方。針灸麻醉、電療等研究表明，不少經絡現象也可以用神經作用來解釋。

正是出於上述原因，有人認為經絡就是血管、神經系統。

其二，經絡是現代科學未知的一種系統。

持這種觀點的醫學界人士認為，從廣義上講，經絡系統的確包含血管、神經系統，也可能包含體液調節、淋巴系統等現代醫學已經證實的一些系統。但是，在他們看來，除了已經被科學發現和證實的系統外，人體還存在一種現代科學未知的系統，這個系統是專屬經絡的。通常意義上的經絡指的就是這種不同於血管、神經系統等的獨特系統。

這個系統有下列特徵：

(1)不同於血管以及神經系統的循行路線。《黃帝內經》標明人體有十四條經脈線和經脈線上的穴位，這十四條經脈線是客觀存在但尚未被解剖學發現的，是經絡的核心問題。

(2)經脈與臟腑之間有著獨特的關係。各條經脈與相應臟腑聯繫密切，同樣，與該臟腑的生理病理也是聯繫密切，並且，這些經脈按相應臟腑命名，如心經、肺經、膽經、腸經、胃經等。經脈與臟腑的真實關係是現代科學還沒有研究出來的。

(3)獨特的理論以及醫療效果。《黃帝內經》中關於經脈的理論認為，經脈是「氣」的循行通道。這個「氣」指的是什麼，還是個未知問題。而按照陰陽相濟、虛實相依等不同於西醫的中醫理論，諸如針灸之類透過對經脈進行刺激而治療疾病的方式，其療效也是現代醫學所難以解釋的。

經絡的神奇功效

《黃帝內經》指出：「經脈者，所以決生死，處百病，調虛實，不可不通。」這句話概括說明了經絡系統在生理、病理和防治疾病方面的重要性。具體說來，經絡有以下三大作用：

經絡有神奇的感應能力

人身上的每一個部位，乃至每一個細胞，都是在不斷進行新陳代謝、不停的排出廢物的；人體的經絡系統則肩負著氣血運行、廢物運輸的重責。身體哪一塊出現問題了，經絡就會馬上反映出來，就知道是哪條經絡、哪個臟腑器官出了問題。所以中醫有「諸病於內，必形於外」之說。

經絡有神奇的疏導作用

經絡是人體氣血運行的通路，在擔負著運送氧氣和營養物質及各種聲、光、電、磁等物理能量的同時，必然還要承擔把代謝廢物排出體外的重要責任。

經絡的神奇作用就體現在，既吸收精華，又排泄糟粕，而且高效、快速、精準。所謂衰老，就是不論你是精華收不進來，或者糟粕導不出去，都會造成新陳代謝的減慢。「新」的不能替「代」，「陳」的不能代「謝」，那麼就難免出問題了。而在這其中，更常見而又容易被忽視的是，「陳」的沒有「代謝」走，廢物糟粕在身體裡越積越多，又阻滯新東西，廢物就久積成毒。所以，「排毒」就成為人體經絡的重要職責，對於養生來說，透過經絡來「排毒」就是非常重要的一項。

經絡有神奇的自我修復功能

經絡的修復功能體現在兩個方面：

第一個方面是排毒祛邪，「排毒」是維持人體正常的新陳代謝，將人體不需要的廢物排出體外。「祛邪」則是調動體內的防禦功能，將侵犯人體的邪（即中醫上所說的風、寒、濕、燥、火，西醫所認為的細菌、病毒及其他有害物質）予以清除，正所謂邪祛人安樂。

第二個方面是協調全身臟器。經絡的修復能力，並不是頭痛醫頭，腳痛醫腳，而是調動全身，比如穴位治病，往往是上病下治、腹痛背治，乃至一穴多治。

人體經絡是怎樣分布的

在《黃帝內經》中，雷公問黃帝，經絡到底有哪些呢？它們是怎樣分布的？黃帝回答說經絡在人身上非常多，有經有絡。經有十二正經，有奇經八脈等。經就是道路，是有路線的，非常清晰的。黃帝介紹得非常詳細，描繪得非常清楚，如果不是看到，是不可能描繪得這麼清晰、形象的。

從黃帝的描繪中我們可以看到經絡在我們人體周身上下都有，是縱橫交錯的，就像「網絡」。

具體的講，經絡由經脈和絡脈組成，經脈是幹線，絡脈是支線。經脈分布在人體深層，絡脈分布在人體表層。

我們先來了解經脈。那些分布在深層的經脈，可分為正經和奇經兩大類。

所謂正經，是指每一條經脈都可以與臟腑一一對應，而且十二正經具有表裡關係，分為六陰六陽，陰陽是可以一一對應起來的，很有規律，跟臟腑聯繫又非常密切，所以叫做「正」。

正經有十二條，即手三陰足三陰、手三陽足三陽，合稱十二經脈。十二經脈為：

手太陰肺經、手陽明大腸經、手厥陰心包經、手少陽三焦經、手少陰心經、手太陽小腸經、足太陰脾經、足陽明胃經、足厥陰肝經、足少陽膽經、足少陰腎經、足太陽膀胱經。

奇經指的是奇經八脈，它不直接和臟腑相對應，同時這八條經脈又沒有表裡對應關係，「別道奇行」，所以把它稱為「奇經」。

奇經八脈為：督脈、任脈、衝脈、帶脈、陰維脈、陽維脈、陰蹺脈、陽蹺脈。

下面，我們再來簡單了解一下絡脈。

絡脈是由經脈分出遍布全身的細小分支。十二經脈和任、督二脈各自別出一絡，加上脾之大絡，共計十五條，稱為十五絡脈，分別以十五絡所發出的腧穴命名。

手太陰絡脈曰列缺，足太陰絡脈曰公孫；

手少陰絡脈曰通里，足少陰絡脈曰大鐘；

手厥陰絡脈曰內關，足厥陰絡脈曰蠡溝；

手太陽絡脈曰支正，足太陽絡脈曰飛揚；

手陽明絡脈曰偏歷，足陽明絡脈曰豐隆；

手少陽絡脈曰外關，足少陽絡脈曰光明；

任脈之絡曰鳩尾，督脈之絡曰長強，脾之大絡曰大包。

十五絡脈的循行分布是有規律的。十二經脈的絡脈從本經絡延伸出來，均走向相表裡的經脈，即陰經別走於陽經，陽經別走於陰經。任脈的別絡散布於腹部而下行；督脈的別絡散布於腰背部而上行；脾之大絡別出後散布於側面脅肋部。十五絡脈具有溝通表裡經脈之間的聯繫，統率浮絡、孫絡，灌滲氣血以濡養全身的作用。

人體十二正經之間有著怎樣的關係

人體十二正經之間有著非常奇妙的關係，就是每一條陽經都分別有一條陰經與之相表裡，從而形成了陰與陽的協調。《素問．陰陽應象大論篇》中說：「陰在內，陽之守也；陽在外，陰之使也。」仔細思考，你就會發現這兩句話意義深遠。陰在人體內，她守候著陽；陽在人體表面，他保護著陰。其實，這不僅是人體內的道理，也是天地之道。就拿一個家庭來說，男人代表陽，他的職責是在外邊遮風擋雨，為的是家中妻兒的安康；女人則代表陰，她在家中守候自己的男人，為他營造一個溫暖的港灣。如果陰陽失調，家中的妻子不再守候外出的丈夫，這個家就會後院起火；如果外出的男人不再為家人忙碌，而是另有新歡，這個家就會分崩離析。可見，世間萬物的道理都是相通的，領悟了這其中的道理不僅可以學好中醫，也可以做好家庭關係。

那麼，十二正經的陰陽表裡關係具體是怎樣的呢？

答案是這樣的：手太陰肺經與手陽明大腸經相表裡，足太陰脾經與足陽明胃經相表裡，手少陰心經與手太陽小腸經相表裡，足少陰腎經與足太陽膀胱經相表裡，手厥陰心包經與手少陽三焦經相表裡，足厥陰肝經與足少陽膽經相表裡。

至於十二經脈的運行路線，是這樣的：手三陰經從胸到手，由內而外，手三陽經從手到頭，由下而上；足三陽經從頭到足，由上而下，足三陰經由足到腹，由下而上。

如果你對天氣的變化有所了解，或許就會發現人體十二正經的運行與自然界天地之氣的變化十分相似。地上的水，由於陽光的照晒，變成了清陽之氣，蒸發上升，在天上形成了雲；雲在天空凝聚、溫度降低，吸收了濁陰之氣，化而為雨，又會從天空降落到地面。這就是氣在自然界中的升降循環。有了這個循環，自然界就有了生機；沒有這個循環，自然界就會是一灘死水。儘管氣的運行變化複雜，但萬變不離其宗，那就是：清陽之氣上升，重濁之氣下降。

人體之氣的運行與天地之氣的運行一樣，清陽之氣上出於眼、耳、口、鼻等孔竅；濁陰之氣下出於前陰、後陰二孔竅。清陽之氣向外開發肌膚腠理；濁陽之氣向內歸藏於五臟。一旦自然界的平衡被破壞了，天地之氣的運行受到了影響，大地就會出現乾旱和洪災。人體的平衡被打破了，陰陽之氣的升降宣發受阻，人就會疾病纏身。天地的運行是以陰陽之氣的變化為綱紀的，正因如此，才有了春生、夏長、秋收、冬藏，循環往復。

所以，古代的聖人先賢才會上效法天之清陽以養頭，下效法地之濁陰以養足，中效法人間之事以養五臟。這就是中醫的整體觀、辯證觀。中醫從不盯住某個器官不放，他關注的是整個人的生命運行狀態，重視的是人體內的精、氣、神。所以，不了解經絡，不了解人體之氣的運行規律，根本就無法了解五臟六腑，也就無法談及養生祛病。

什麼是奇經八脈

說起奇經八脈，很多人都不會陌生，但如果真要說出一個所以然來，那就不見得能有幾個人說得上來了。

那麼到底什麼是奇經八脈呢？其實，奇經八脈只是人體經絡走向的一個類別，它是督脈、任脈、衝脈、帶脈、陰維脈、陽維脈、陰蹺脈、陽蹺脈的總稱。它們與十二正經不同，既不直屬臟腑，又無表裡配合關係，「別道奇行」，故稱「奇經」。

雖然是「別道奇行」，但奇經八脈的功能卻是非常重要的。

奇經八脈交錯的循行分布於十二經之間，其功能主要體現在以下兩方面：

其一，密切十二經脈之間的聯繫。奇經八脈將部位相近、功能相似的經脈聯繫起來，達到統攝有關經脈氣血、協調陰陽的作用。督脈與六陽經有聯繫，稱為「陽脈之海」，具有調節全身陽經經氣的作用；任脈與六陰經有聯繫，稱為「陰脈之海」，具有調節全身諸陰經經氣的作用；衝脈與任、督脈以及足陽明、足少陰等經有聯繫，故有「十二經之海」、「血海」之稱，具有涵蓄十二經氣血的作用；帶脈約束聯繫了縱行軀幹部的諸條足經；陰、陽維脈聯繫陰經與陽經，分別主管一身之表裡；陰、陽蹺脈主持陽動陰靜，共司下肢運動與寤寐。

其二，奇經八脈對十二經氣血有蓄積和滲灌的調節作用。當十二經脈及臟腑氣血旺盛時，奇經八脈能加以蓄積，當人體功能活動需要時，奇經八脈又能滲灌供應。

在武俠小說中，打通奇經八脈，可以使一個人的身體潛能發揮到極致，將功力提升多個等級。那麼，在具體的經脈養生中，疏通奇經八脈有什麼好處呢？

一般來說，疏通奇經八脈，人就會感到周身經絡氣血通暢，精力充沛。疏通奇經八脈的方法是傳統養生學中視為珍寶的東西。歷代養生大家和醫學名家都將其奉為絕密，在各丹經、道書中均無洩露。李時珍在《奇經八脈考》中說：「凡人有此八脈，俱屬陰神閉而不開，唯神仙以陽氣衝開，故能得道，八脈者先天之根，一氣之祖。」龍門派第十一代傳人，千峰老人趙避塵在《性命法訣明指》一書中首次將此功法披露於世，並對此功法做了較為詳細的介紹。千峰弟子牛金寶在《養生延壽法》一書中對奇經八脈做了比較細緻的論述。雖然如此，但要真正的全部了解並掌握運用此功法並非易事。

在奇經八脈之中，任、督二脈最為重要。因為，對於我們所有人來說，任脈是統領所有陽脈的，而督脈是統領所有陰脈的，這二脈在整個養生過程中作用極大，古人曰：「任督兩脈人身之子午也，乃丹家陽火陰符升降之道，坎水離火交媾之鄉。」所以，我們這裡重點介紹一下任督二脈。

一般人對任督二脈的認識多半也來自於武俠小說。金庸、梁羽生筆下的武林高手一旦打通任督二脈，其內力就能迅速提升，躋身頂尖高手之列，這著實令人羡慕。然而，武俠小說畢竟是虛構的成人童話，真正的任督二脈對人體的作用雖然也非常重要，但還不至於那麼神奇。下面，我們就來看看真正的任督二脈。

任脈在人體的前面，屬陰；督脈在人體的後背，屬陽。任脈主導人體手足六陰經，「任」有擔任、任養之意，任脈與全身所有陰經相連，凡精、血、津、液均由其主管，故有「陰脈之海」的稱謂。督脈主導手足六陽經，「督」有總督、總攬之意，督脈總督一身的陽脈，具有調節陽經氣血的作用，故有「陽脈之海」的稱謂。當十二經脈氣血充盈，就會流溢到任督二脈，任督二脈氣機旺盛，則會循環作用於十二條經脈，所以「任督通則百脈皆通」。

至於「打通任督二脈」，其實是一個前提就錯了的命題。據《黃帝內經》的敘述，可以了解十二經脈與任督兩脈的循環次第。經脈的流注從肺經開始，依次循環到肝經，再由肝經入胸，上行經前額到頭頂，再沿督脈下行至尾閭，經陰器而通任脈上行，然後再回流注入肺經。《黃帝內經》中說：「此營氣之所行，逆順之常也。」按照《黃帝內經》所述，任督之氣是在人體自然運行的，每一個正常人，其任督兩脈本來就是通的，何須再打通任督二脈呢？

經絡養生的三大主要方法

很多人一提起經絡、穴道、按摩、針灸之類的中醫名詞都會頓生神祕之感，覺得其玄之又玄，對於掌握其中的經絡刺激法更是連想都不敢想。事實上，有些事情並不像我們想的那麼複雜。在這裡，就教大家幾種一學就會的經絡刺激法，相信它們一定會給大家帶來一種豁然開朗的感覺。

最具代表性的刺激法——指壓

在家庭中能進行的穴位刺激中，最普遍的就是指壓。不要小看你的手指頭，它也蘊涵著很多玄機呢。

指壓的第一個訣竅是利用容易施力的大拇指，或食指、中指，用指腹按壓，可以加重壓力，而且長時間按壓也不覺得疲倦。

還有一個訣竅，就是按壓的補泄之分。有慢性病或者長期營養不良的人往往身體虛弱，這時要予以輕刺激，溫柔一點，稱為補法，即補充能量，使器官恢復到正常水準。當某些患者神經亢奮、疼痛較強時，要予以重壓，稱為泄法，即抑制過高能量的刺激法。整體來說，每次按壓三～五秒鐘，中間間隔二～三秒鐘，重複三～五次，效果最好。

效果最明顯的刺激法——灸法

灸法屬針灸療法之一。指用艾草等藥物在穴位上灼燙、熏熨以治病和保健的方法。

在具體操作時，首先在手掌中放置艾草，並將它撚成細長狀，然後在其尖端部分二～三公分處摘下，製成大約米粒一般大小的金字塔形灸。用少許水將皮膚弄濕，在穴位上放上上面所說的灸，如此艾草容易立起來，然後點燃線香，引燃艾草，在感到熱時更換新的艾草。

除了直接燃燒艾草，最簡單的灸法是線香灸。具體做法是，準備一根線香，點上火，將線香頭靠近穴道，一旦感到熱，便撤離。一個穴道反覆五～十次。

學會利用身邊的器物——代替物

把五六支牙籤用橡皮筋綁好，以尖端部分連續扎刺等方式刺激穴道。刺激過強時，則用圓頭部分，此法可以出現和針灸療法相同的效果。

不喜歡針灸的朋友，可以用吹風機的暖風對準穴道吹，藉以刺激穴道。這其實就是溫灸的一種。

體質虛弱的人，肌膚較容易過敏，很小的刺激往往也受不了，此時可利用舊牙刷以按摩的方式來刺激穴道。

以手指作按壓的時候，想省勁一些的話，可以用原子筆替代，方法是用原子筆頭壓住穴道，此法壓住穴道部分的面積廣，刺激較緩和。

脊椎的兩側有許多重要的穴道，可惜的是，自己無法好好的刺激它們。如果有軟式棒球，即可輕易的達成目的。仰臥，將球放在背部穴道的位置，借助身體的重量和軟式棒球適度的彈性，穴道可獲得充分的刺激。

第二章　健康無小事

——經絡養生必須注意的事項

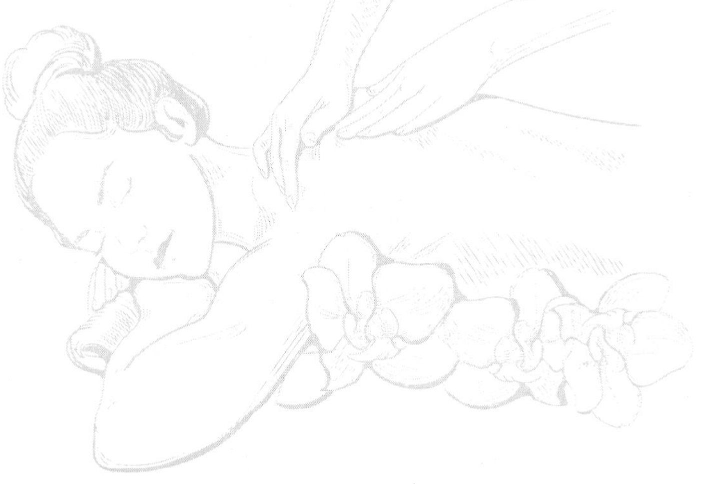

如何確認自己身上的經絡是否通暢

如何確認自己身上的經絡是否通暢呢？一般來講，可以參考以下幾個方法進行檢查：

身上的肉捏著是否會痛

用手捏你身上的肉，包括腿上胃經、膽經、肝經、腎經，上臂的三焦心經、小腸經的部位，只要感覺痛，那麼你肯定是經絡不通了。還有些朋友，後背像一塊板一樣硬，別人稍微捏一下，就疼痛的，這說明他後背的膀胱經全堵住了。這樣的人，會一天到晚的感覺特別累，特別疲倦。

為什麼這麼說呢，它有什麼道理嗎？中醫認為，通則不痛，痛則不通。捏著肉痛，那就說明經絡不通了。

是否有明顯的過血現象

很多人可能有過這樣的感受，你用一隻手握住另一隻手的手腕，一定要握緊，當過一分鐘左右的時候，你會看到被握住手腕的手掌逐漸從紅色變成了白色，而當你突然鬆開的時候，你會感覺一股熱流一直衝到了手指尖，同時手掌也會從白色變成紅色，這種現象就稱為過血，這說明你的經絡是通的。

對於手掌而言，你很容易了解到過血現象，但你的下肢、你的腳是否有過血現象呢？這就不太好做了。在現代社會，有不少的女性朋友有手腳冰涼的症狀，這說明氣血虧得很厲害，無法到達肢體末端。那怎樣知道你的下肢是否過血呢？可以讓別人幫忙，壓住你的股動脈，大約一分鐘以後，鬆開手，看看你的血能否衝到腳趾尖？最好的情況是能衝到腳趾尖，而且過血的感覺是呈圓桶狀，前後腿一起過。但很多人都過不了膝蓋。但凡這種人，都需要好好打通經絡。

平躺下肚子是否會塌陷

肚子上集中了人體很多的經絡，因此，這個位置的經絡是否通暢非常重要。那怎樣的肚子代表這裡的經脈是通暢的呢？除了手捏著不痛之外，還有一點就是肚子要塌，什麼叫塌呢？就是平躺在床上，要能顯出肋骨來，往肚子上澆點水而不會流，這樣的肚子才叫好肚子。有句話叫：肚子軟如棉，百病都不纏。打通肚子這段的經絡，主要靠的是刮痧和按摩，一般不適合拔罐。

按摩經絡之前應該注意些什麼

無論是治病還是自我保健，按摩時都應保證安全可靠，所以應在手法、力度、器械、身體病變部位和體質、年齡等方面引起注意。

按摩室內要保持清靜、整潔、避風、避強光、避免噪音刺激、保持空氣新鮮。

按摩前要用溫水洗腳，全身放鬆，情緒穩定，仰臥床上休息片刻，他人按摩時取坐勢，在膝蓋上置條毛巾，雙足放在按摩者的膝蓋上，並將注意事項告訴被按摩者，以便雙方配合良好。

按摩者的手指甲要保持清潔。有皮膚病者不能從事按摩，以防傳染和危害自身。

按摩者在按摩每個穴位和病理反射區前，都應測定一下反射痛點，以便有的放矢，在此著力按摩，取得良好的治療效果。

按摩力度要按照不同體質、不同病症以及穴位適宜的手法要求，變化運用。

進行按摩，最好每日有固定的時間，每次按摩二十～三十分鐘，每日一～二次。每次按摩的效果以感到口渴為宜。

按摩過程中，如有不良反應，應隨時提出，保證治療的安全可靠。如出現發熱、發冷、疲倦等全身不適症狀，屬正常現象，應堅持治療。

注意：並非所有病症都適合於按摩，當有如下情況出現時應禁忌按摩：

各種骨關節結核、骨髓炎、骨腫瘤、骨折患者嚴禁按摩；腳底穴位及反射區有嚴重的皮膚潰爛、出血、傳染性皮膚病時應先行治療，嚴禁發作時按摩；嚴重心臟病、高血壓、精神病及腦、肺、肝、腎等病患者一般禁忌手腳底的穴位刺激；婦女妊娠期、月經期，禁忌按摩，以免引起流產或出血過多，特別是與婦科相關的穴區，嚴禁暴力按壓刺激；各種急慢性傳染病、胃十二指腸潰瘍或穿孔者應嚴禁按摩；有血液病或有出血傾向的患者，嚴禁按摩，以免導致局部組織出血；空腹時禁忌腳底穴位及反射區的按摩，一般，飯後一～二小時再開始按摩。此外。如果手法不熟練，忌用外力大力刺激穴位，以免造成對身體的傷害。

對於日常保健按摩，用力不可過大，也不可在一處穴位長時間停滯用力，應該在全手足按摩的基礎上進行重點反射區按摩。

掌握經絡按摩的一些常用手法

按摩手法是指用自己的或他人的手，在自己或他人的體表上，按照各種特定的動作技巧進行操作的方法。其手法的正確與否以及熟練程度如何，直接影響到按摩的效果。古人對按摩有一個基本要求，就是「一旦臨證，機觸於外，巧生於內，手隨心轉，法從手出」。要想做到這種效果，就要在按摩手法上好好下工夫。

按摩手法很多，如推、揉、抹、擦、拍、點、啄、叩等，無法一一例舉。下面介紹十種常用的手法。

推法

(1)直推法，用拇指或食、中兩指指腹在一定部位上輕快的做直線移動。

(2)旋推法，以拇指指面在穴位上做順時針方向的旋轉推動。

(3)分推法，又稱分法。用兩手拇指指腹由一處向兩邊分開移動，起點多在穴位上。常用於胸腹、前額與腕掌部。

(4)合推法

合推法是與分推法相對而言，又稱合法、和法。動作要求同分推法，只是推動方向相反。適用部位同分推法。在臨床上合推法常與分推法配合使用，一分一合達到相輔相成的作用。

推法在操作時一般要用介質以增加潤滑作用，如水、蔥薑汁、滑石粉等。頻率每分鐘兩百～三百次，用力柔和均勻，始終如一。

揉法

用指端（食、中、拇指均可）或掌根，在選定的穴位上貼住皮膚，帶動皮肉筋脈做旋轉回環活動，稱揉法。治療部位小的用指端揉，大的用掌根揉。注意操作時壓力輕柔而均勻，手指不要離開接觸的皮膚，要帶動皮下組織，頻率每分鐘兩百～兩百八十次。

按法

以拇指或掌根在一定的部位或穴位上逐漸向下用力按壓，常配合揉法。

摩法

以手掌面或食、中、無名指指面附著於一定部位或穴位上，以腕關節連同前臂做順時針或逆時針方向環形摩擦，多用於胸腹部。操作時要輕柔，速度均勻協調，壓力大小適當，頻率每分鐘約一百二十～一百六十次。

擦法

擦法是用手指或手掌在皮膚上來回摩擦的一種手法。其作用力淺，僅作用於皮膚及皮下；頻率較高，達一百～兩百次／分。對皮膚引起反應較大，常要擦到皮膚發紅，但不要擦破皮膚，故在操作時多用介質潤滑，防止皮膚受損。此法可單手操作，根據不同的部位有指擦和手掌擦；根據方式的不同有直擦、橫擦等。

擦法的主要作用是益氣養血、活血通絡、加快血液循環、消腫止痛、祛風除濕、溫經散寒等。

捏法

用雙手的中指、無名指和小指握成半拳狀，食指半屈，拇指伸直對準食指前半段，然後頂住皮膚，拇、食指前移，提拿皮肉。自尾椎兩旁雙手交替向前，推動至大椎兩旁，算作捏脊一遍。

捏法俗稱「翻皮膚」，常用於背脊，又稱「捏脊療法」，可治療多種疾病，又是保健按摩常用手法之一。操作時用力大小適當，不可擰轉；提起皮膚緊鬆多少適當；移動向前須作直線前進。

掐法

用拇指指甲重按穴位，常用於急症。掐法是重刺激手法之一，掐時要逐漸用力，注意不要掐破皮膚，掐後輕揉局部，以緩解不適。

搓法

用雙手掌心相對用力，夾住一定部位，如臂部，然後雙手交替或同時用力快速搓動，並同時做上下往返的移動，稱為搓法。

抹法

用單手或雙手拇指面緊貼皮膚，做上下或左右往返移動，稱為抹法。

撚法

用拇指、食指指面捏住一定部位，做對稱的用力撚動，稱為撚法。

如何準確找到穴位

目前，很多人受傳統文化的影響，對經絡養生的理念很是認同，對經絡穴位的作用也有著強烈的好奇，摩拳擦掌，準備一試。可剛一出手，就遇到了難題：穴位找不準！

毫無疑問，使用經絡養生，最重要的一點，不用說，就是找對地方，不管你介紹的方法多優越，如果不能正確的找到它們，一切都是枉費力氣，不具有任何意義。此外，介紹經絡穴位的書雖然很多，但簡便而且詳細的介紹穴位和經絡找法的書少之又少，這使得很多人空有一堆療法，卻不知道怎麼用在自己身上。在這裡，給大家介紹兩種能簡便找到穴位的訣竅。

找反應

身體有異常，穴位上便會出現各種反應，這些反應包括：

壓痛：用手一壓，會有痛感；

硬結：用手指觸摸，有硬結；

感覺敏感：稍微一刺激，皮膚便會刺癢；

色素沉澱：出現黑痣或者斑；

溫度變化：和周圍皮膚有溫度差，比如發涼或者發燙；

在找穴位之前，先壓壓、捏捏皮膚看看，如果有以上反應，那就說明找對地方了。

記分寸

中醫裡有「同身寸」一說，就是用自己手指作為找穴位的尺度，大拇指的指間關節的寬度是一寸，食指和中指並列，從指尖算起的第二關節的寬度就是兩寸，把四指併攏，第二關節的寬度就是三寸。

經絡按摩要把握好力度

現在很多人做按摩時有個錯誤的認識：力度越重越有作用。其實不然，被按摩者應該是感覺略微痠痛，但完全可以承受，不會感覺心慌、頭暈、噁心等為最佳力度。若過輕，起不到治療的作用，若過重，則會造成其他傷害，比如韌帶、肌肉、筋膜等組織都有可能因為按摩力度過大而受傷，對老年人來說，後果則可能更加嚴重。另外，如果老年人有心臟病、高血壓等，還可能因為力度過大而導致這些疾病復發。

大家在感覺渾身緊繃、痠痛或者為疾病困擾時，可以讓身邊的親人或朋友幫助按揉，但這樣按揉力度不要太大，輕些為宜，可以達到放鬆肌肉、促進血液循環的作用。

一般人很難準確找到正確的反射區，如果力度過大，就會出現不良反應，如筋膜發炎、頭暈噁心、心慌、心律不整等。力度較輕，則對反射區不會有什麼影響。這個道理同時適用於全身按摩，如果力度不大，即使穴位找不準，也能達到放鬆、活血等保健的作用。但力度過大，很可能會損傷腰部、頸部的神經，出現手麻、腳麻等不良反應。

如果頸部受損，會感覺頭暈、噁心、視物不清、肩部不適，甚至會影響脊髓導致癱瘓；如果腰部受損，會出現下肢疼痛、麻木甚至癱瘓。所以在這裡提醒大家，力度不大的按揉可以達到一定的保健養生作用，但是如果希望透過按摩、刮痧、拔罐來治療一些疾病，那就必須要找合格的醫療專業人士來為你服務。

注意經絡按摩後的身體反應

每個人在按摩後均會有不同的反應，在做經絡按摩尤其是做自我按摩的時候，要多體會按摩反應，一方面可以體會按摩效果，另一方面還可以不斷改進自己的手法。按摩反應可分為正常反應、不正常反應和無反應。

正常反應

如果按摩手法正確，用力大小適當，時間長短合適，將出現以下正常的按摩反應。

痠脹和輕度疼痛是在按壓穴位時經常出現的反應。這可能是由於局部經絡不通，氣血瘀滯的緣故，在穴位處出現這種感覺叫「得氣」。如在損傷和病痛部位出現，則說明該處有瘀血，組織水腫和代謝產物的積聚，這正說明病痛就在於此處。此時不要改變按摩部位，應先減輕按摩的力度改用輕手法繼續進行按摩，並逐漸增加刺激強度；按摩時間也應適當延長。這樣就會達到滿意的效果。

發熱常出現在摩擦類手法後。它也可出現在其他按摩手法後，尤其是按摩時間較長時。這是由於局部皮膚等組織受到按摩刺激後，神經興奮、血管擴張改善了局部血液循環的緣故。這正是治療疾病和預防保健的需要。

出汗是被按摩的局部皮膚較為常見的現象。這是由於局部皮膚的曲腺和皮脂腺在皮膚血管擴張、神經興奮的同時分泌功能增強的結果。這對提高局部皮膚的免疫功能、增強抗病能力是有益的。

呼吸加深或大口喘氣是按摩時常見的現象，這個動作多半是不由自主的，事後感到舒適。這可能是按摩刺激病損或疲勞部位時，局部組織缺氧訊息透過神經反射傳到中樞引起的。這很像人們在睏倦時打呵欠的情況，出現這種情況說明按摩得法。

無反應就是按摩後沒變化。這常因按摩手法太輕或未按摩到恰當的部位，故沒達到按摩的目的。遇到了這種情況不用著急，只要堅持練一練手勁，熟悉一下穴位和按摩的部位及推敲一下自己的手法，一般都會得到滿意的效果。

舒適是按摩的目的。在按摩以後，人們常常感到局部或全身舒適，這正是按摩後局部組織供血和供氧改善，二氧化碳和代謝產物隨血液排出體外，病痛得到緩解的表現。

不正常的反應

在按摩手法不當時，過重或過輕都會出現不正常的按摩反應。

疼痛加劇常常在手法過重時出現，對於慢性疼痛性病變，手法得當的話不應該出現疼痛加劇。如果初學按摩者，遇到這種情況更應先想到手法過重問題，其次是局部組織嬌嫩或體質弱及適應能力差的緣故。出現這種情況要立即調整手法，從輕手法慢慢開始，或先做其周圍組織的按摩，最後再做該部位。

青紫瘀斑的出現也是按摩後的不正常反應。其原因可能是手法過重，或用指甲不適當刺激了皮膚，更重要的是注意檢查是否有血小板減少和其他凝血不良的原因。針對以上原因採取適當措施就可以解決出現青紫瘀斑的問題。

異常情況的出現要引起注意。如按摩此處其他部位出現了意想不到的症狀或者受傷後經按摩反而不能活動等。出現了這些情況最好立即停止按摩，到醫院檢查，進一步診斷後再做治療。

第三章　養生先養經

——認識和掌握人體的十二正經

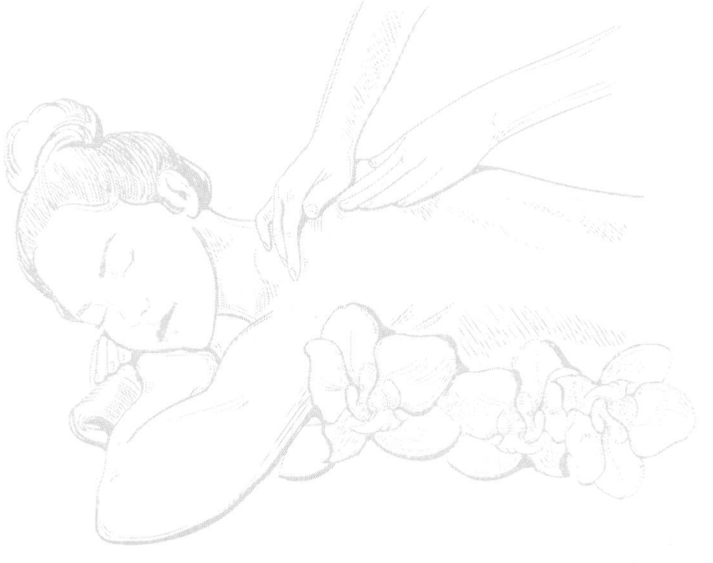

肺經——調諸臟即是治肺

學習中醫經絡養生，認識人體的十二正經，第一個要講的就是手太陰肺經，人身上的很多疾病都是與肺經聯繫在一起的。

《黃帝內經》中說「肺者，相傅之官，治節出焉」，也就是說，肺相當於一個王朝的宰相，一人之下，萬人之上。宰相的職責是什麼呢？他了解政務、協調百官，事無鉅細都要管。肺是人體內的宰相，它必須了解五臟六腑的情況，所以《黃帝內經》裡有「肺朝百脈」一說。大家一定很奇怪，為什麼中醫幾個指頭在左右手腕上一摸，就能知道五臟六腑的情況？就是因為人體內有這個肺經。皇帝要想知道國家的情況，怎麼辦？他首先要問宰相。醫生要知道人身體的情況，首要就要問一問肺經，問一問寸口。寸口在兩手橈骨內側，手太陰肺經的經渠、太淵二穴正在這個位置，它們是橈動脈的搏動處。

很多人都知道，有咳喘症的一大病根就在肺上，按摩肺經穴位就可有效治療咳喘。事實上，肺經的功效是非常大的，它上可疏解肝經的鬱結，中可運化脘腹之濕濁，下可補腎中之虧虛，不是一個咳喘所能代表的。退一步講，即使是咳喘症，也很少由肺經直接引起，多是其他臟器波及。由肝火引起的叫「木火刑金」，去肝火就好，由腎虛引起的叫「腎不納氣」，補腎氣即有效。由脾虛引起的叫「痰濕蘊肺」，健脾去濕最佳。還有外感咳嗽，多由風寒引起，那就趕走膀胱經之風寒。通常，咳喘的病總會遷延不癒，古時便有「內科不治喘」之說，其實多是因見肺治肺，有痰化痰，宣來降去，不治根本，才成痼疾。肺本是嬌臟，最怕攻伐，所以「調諸臟即是治肺」實乃真知灼見。

《黃帝內經》上說：「諸氣者，皆屬肺。」這真是金玉良言，這是說氣虛的培補、氣逆的順調、濁氣的排放、清氣的灌溉，都可以透過調節肺的功能來實現。《黃帝內經》中還說：「肺主宣發肅降，肺是水上之源，肺開竅於鼻，肺主皮毛。諸氣憤鬱，皆屬肺，在志為憂悲，在液為涕，在體合皮毛，在竅為鼻。」古人不但給我們講述了肺的功效，還告訴了我們具體的治療辦法。倘若你憂鬱很久了，鬱結之氣難以排解，從哪裡宣發呢？

有一位六十來歲的退休幹部，因為兒女的事情與他的老伴發生爭執，心情變得極壞，不巧又遭遇風寒，結果在內外夾攻之下，脅肋產生了比較強烈的痛感。醫生給他開了舒肝止痛丸，可是吃完藥脅痛不但沒好，還咳嗽上了。之後，他求助一位著名的老中醫。這位老中醫用取嚏法，他連打了十來個噴嚏，頭部微微出了些汗，脅肋的疼痛當時就減輕了。老中醫說：「既然有了咳嗽症狀，就吃點藥將痰排出才好。」於是他先後吃了四顆藥。只一天的工夫，咳嗽、脅痛就都治癒了。

其實，肺經的功用不止這些，因為它和肺、大腸、喉嚨等器官的聯繫相當密切，只有保證了肺經的暢通，這些相關器官的功能才能得到保證。肺經不通時，人體的這些器官就會出現問題。

肺經上有一個穴位非常重要，這就是列缺穴。把兩隻手的虎口交叉，然後按下來，食指終點的位置就是列缺穴。這個穴位是三經交匯的地方。《四總穴歌》中說：「肚腹三里留，腰背委中求，頭頸尋列缺，面口合谷收。」其中的「頭頸尋列缺」，就是說，列缺穴可以治頭部的很多病症，大家在頭痛時不妨多按這個穴位，保證你會達到意想不到的良好效果。此外，平時也應該多按摩這個穴位，可以達到清肺熱、補肺氣的養生功效。

大腸經——人體淋巴系統的保護神

大腸經是和肺經關係非常密切的經脈。呼吸系統有疾病時，以大腸經上的曲池穴位為治療點，是經常使用的療法。現代醫學中，大腸是承接小腸以下的直腸、結腸、盲腸，並以下連接肛門為終點的消化器官之一。然而，以中醫學而言，大腸是指從肚臍上約一點五寸的穴位開始，經直腸直通肛門的整個系統。

大腸經為多氣多血之經，陽氣最盛，用刮痧和刺絡的方法，最善祛體內熱毒。若平日常常敲打，可清潔血液通道，預防青春痘。大腸經對現代醫學所講的淋巴系統有自然保護功能，經常刺激可增強人體免疫力，防止淋巴結核病的生成。

大腸經在十二正經中有獨特的應用，其養陽、生津、通腑是其他經脈所不具有的功能。大腸主津，津液運行正常，皮膚才能滑潤光澤；如果津液不足，則皮膚會出現皺紋，同時也會生出多種疾病。

人體大穴合谷穴就在大腸經上，合谷穴是一個很重要又好用的穴位。為什麼叫合谷穴呢？就是因為它的位置在大拇指和食指的虎口間，拇指食指像兩座山，虎口似一山谷，合谷穴在其中，因此得名合谷。合谷穴具有疏風止痛，通絡開竅之功。中醫認為，合谷穴能夠調節人體生命活動的原動力。堅持按揉刺激該穴，可以獲得自然治癒疾病的功效。

除了合谷穴外，大腸經上的迎香穴也有妙用。迎香穴在鼻翼最寬處的兩邊，如果在便祕時按揉迎香穴，還可以達到通便的作用。天天堅持按揉迎香穴，再配合充足的睡眠和適量多飲水，還可有效預防感冒。

心包經——包治百病的救命之經

古時候的人，視心臟為人體重要的器官，故認為心臟外有一層膜保護心臟，而此膜即稱為心包。因此，心包有保護心臟、使心臟機能正常運轉的功能。

心包經是通過分隔胸腹的三焦中的膻中、中脘、陰交三個重要穴位的經脈，透過胸部後，經側腹、手的內側、手掌、中指一直下來。心包經可以通治上、中、下三焦的病症，可「包」治百病！

心包經包圍心臟，有保護心臟作用，若有受損其所呈現的症狀和心臟受傷害時一樣，如臉部上火、發紅，心悸、目黃，沿著心包經的經脈由胸到側腹會產生疼痛、麻痺感，並伴發抽筋、手掌發熱等症狀。心包經有異常時，壓迫胸部的膻中穴位有痛感，背上第四胸椎旁的厥陰俞穴位感覺有硬塊。

心包經可令人心情愉快，鬱悶時，可以做一個簡單的動作——鼓掌，就是兩手相互對擊，啪啪作響。事實上，這一個簡單的動作也有著很好的養生功效。原因在於，手掌中央有心包經通過：大陵穴位於手腕內側橫紋中央，勞宮穴位於握拳時中指尖點按位置，中指尖是心包經的井穴中衝穴。小指側有心經通過，大魚際還有肺經的魚際穴，兩大拇指橈側還有肺經井穴少商穴。故此，鼓掌動作可以振奮心包經、肺經、心經。所以說，日常生活中，不要吝惜您的掌聲，給別人以讚許和鼓勵，也給自己以歡樂和健康。

另外，在參加考試、面試或者是在其他重要的場合時，如果出現緊張、心跳過快的情形，做一個動作就可以使這種緊張的情緒得以緩解，那就是握拳振臂為自己加油鼓勵。這不僅是一種心理刺激，從經絡學上講也有一定的道理，因為，握拳時中指尖的中衝穴正好點按在勞宮穴上，這看似平常的動作可以充分刺激心包經的相關腧穴，激發心包經的能量，使人心情舒暢、堅定信心。

心包經的穴位不多，但有些穴位是專病專穴，是其他的穴位無法取代的。比如郤門穴，對於防治心絞痛療效神奇。

記得有一天天氣較冷，我剛一出門，就看到鄰家一位七十多歲的老大爺臉色煞白，頭上大汗淋漓，右手捂著胸口，斜靠在牆角的地上，話都說不出來了。我見此情形，料定是他的心絞痛犯了，想起了一個穴位——郤門，便擼起老人左臂衣袖，用我的左手大拇指點按住郤門穴，右手握住老人的左手掌進行順時針旋轉。一分鐘的光景，老人長出一口氣，四肢也由冰涼逐漸轉暖；五分鐘以後我扶著老人回到屋裡休息，此時他已談笑風生，說當我按住他的穴位時，他感到有一股熱流由左臂湧入前胸，心裡立即不再緊繃了。

郤門穴穴位較深，自己按摩時可用右手拇指用力按住此穴，同時左手腕做順時針旋轉，這時此穴就會有較為明顯的感覺。不要等到發病時才想起去按摩，那時定是心有餘而力不足了，還是平時就揉一揉，防患於未然吧。

三焦經——人體中無言的「神醫」

三焦經分布在人體體側，就像一扇門的門軸。所以中醫學裡有一種說法叫做「三焦為樞」，也就是樞紐的意思。

許多病痛潛伏在三焦經上，只要學會運用三焦經這個無言的「神醫」，就會對養生袪病達到你意想不到的功效！例如掐中渚穴可以治小腿抽筋，掐支溝穴可以治脅痛岔氣，掐液門穴可以治口乾咽痛。

有這樣一位老年朋友，他比較愛發脾氣，情緒總是不穩定，而且一緊張就胸悶，平時與鄰里甚至老伴常有爭吵，之後他就會莫名胸悶憋氣。厲害的時候，胸口就像上了鐵箍，喘息不得。經過西醫多次體檢也沒查出一點毛病，都認為他是神經太緊張了！有一次，他與別人一起玩麻將，旁邊有人在給他出招的時候無意間用拳頭捶了他的手臂一下，原本是無意之舉，而且這個人的力量很輕，可結果他卻痛得不得了，捂著肩膀直叫疼：「哎喲，你輕點，我這手臂哪經得起你這樣打！」其實對方根本沒用力，打牌的人也覺得他大驚小怪，不就輕敲了一下手臂嘛，哪至於這樣？大家都知道他平時脾氣不好，愛為小事生氣，以為他這次還是如此。可看他又不像是故作姿態。

我當時正好也在場，感覺很奇怪，以我對經絡的了解，我認為他的三焦經上肯定隱藏著什麼疾病，於是便暗裡決定要幫他治一治，於是我在旁邊又用手突然按了按他的傷處，他疼得直咧嘴，準備轉過身來就罵，可當他看清是我時，愣了一愣，然後帶著疑惑的表情問我：「蕭老師，原來是您啊！這是怎麼回事，您為什麼要突然按我的手臂了。」我沒有回答他的問題，而是問道：「先別說這個。你現在感覺怎麼樣？」他高興說道：「您一說，還真是的，我剛才還胸悶得很，經你這一按，倒是痛快很多了。」邊說邊自己按摩起被敲疼的那塊肌肉，結果，胸悶很快就完全消失了。

此時，我注意觀察了他的上臂被敲疼的地方，果然如我所料，是三焦經上的消濼穴，他的胸悶是上焦氣郁而成。

那麼，三焦經既然這麼神奇，老年朋友又該怎麼應用它進行養生保健呢？

第一，循經按揉或敲擊。三焦是看不到摸不著的一個東西，我們怎麼理解三焦經呢？其實，三焦經所治的這些病基本上都是經絡循行所過的地方的一些病。三焦經是主樞，是門軸，不管是外面的東西要進去還是裡面的東西要出來，都得經過門，都得轉門軸，所以三焦經也能用在其他一些病的治療和預防當中。我們在應用三焦經的時候，要注意一下時間問題。什麼時候揉三焦經最好呢？三焦經的氣血在亥時達到頂峰，也就是晚上九點~十一點，這時候不管是工作還是休息的人都會想睡，所以選擇這個時段按揉三焦經，對全身都有很好的保健作用。

第二，重點穴位的按揉。三焦經在針灸臨床上的應用一般以治療發熱、外感風寒或者面癱以及耳聾耳鳴等比較常見。在自我保健中的應用不及臨床上那麼多和廣，大家只要掌握常用的幾個重點穴位，如支溝、肩髎、翳風、耳門等就可以了。

心經——關乎生死的人體大經

心是人體最重要的器官，因為在醫學史上，心死亡曾經很長時間是死亡標準的統治者。即使現在腦死亡成為了主要標準，可是心的作用仍然是巨大的。

《黃帝內經》上說：「心者，五臟六腑之太主也，悲哀憂愁則心動，心動則五臟六腑皆搖。」

《黃帝內經》上也說：「（心）主明則下安，以此養生則壽，主不明則十二官危，使道閉塞而不通，形乃大傷。」

這些金玉良言都是在告訴我們，養生必須養心，如果心神混亂，卻想身體健康，根本是不可能的。也許您會問了，養心又談何容易呢？《黃帝內經》上說：「恬淡虛無，真氣從之，精神內守，病安從來。」這話雖然是至理名言，卻不好操作。於是《黃帝內經》上又說了些具體的養心之法：「美其食，任其服，樂其俗。」不管是粗茶淡飯還是海味山珍，都吃得津津有味；不管是名牌西服，還是廉價布衣，都穿得落落大方；不管是陽春白雪，還是下里巴人（兩首古曲，一雅一俗），都聽得聲聲悅耳。還有「以恬愉為務，以自得為功」，也就是說，以讓「身心保持愉快」為生活的第一要務，以「讓精神感到滿足」為事業的最大成功。如果您能按此心法來養心，何愁萬病不袪，清福不來？

俗話說：「藥能醫假病，酒不解真愁。」真正的病根在心，豈是藥力所能及？但藥能減輕病痛，正如酒可令人昏眠，在我們尚未「明心見性」之前，還將是我們的夥伴。

而按摩心經，就是最好的藥，就是最純的酒。沿著心經的走向，可以找到以下要穴：

極泉穴在腋下中，點按可使心率正常，又治勞損性肩周炎；

少海穴在肘紋內，撥動可治耳鳴手顫及精神障礙；

神門穴在掌紋邊，點掐可促進消化，幫助睡眠，預防老年痴呆；

少府穴在手掌感情線，可瀉熱止癢，清心除煩，通利小便。

此外還有四種常用調心的科學中藥——柏子養心丸、天王補心丹、牛黃清心丸和人參生脈飲，大家可以根據自己的體質和症狀，參選而用。

以下順口溜也可以助您一臂之力：

心慌氣短食不下，可服柏子養心丸。

口燥盜汗大便乾，快用天王補心丹。

夜晚難眠心煩熱，牛黃清心神自安。

常服人參生脈飲，氣陰同補功效全。

小腸經——反映心臟能力的鏡子

天天守在電腦旁的朋友們通常都會肩膀痠痛，有的人站起身活動一下，很快就恢復如常；而另一些人則會日漸加重，先後背痛，然後脖子也不能轉動，手還發麻。醫院通常診為頸椎病。頸椎病其實多數是心臟供血不足，造成小腸經氣血虛弱所致。觀察一下小腸經的走向就會發現，從脖子到肩膀，再從手臂到小手指，一路下來，正是你平常出現症狀的部位。

有的人總是愛胸悶、胃堵，還有些人脾氣很急，老是心煩氣躁，動輒要與人嚷嚷，這時就一定要按摩三焦經和小腸經。

有的人不從事案頭的工作，肢體也總是在運動之中，那麼他們心臟供血不足的情況又怎麼檢查呢？有一個很簡單的方法，我們知道在手臂手肘的略下方有一根麻筋，小的時候打鬧玩耍經常會碰到它，總會過電般麻手。這條麻筋就是小腸經的線路。你可以用拳頭打一下這條麻筋，看看能不能麻到小手指去。如果麻到底，證明你的心臟供血能力還是不錯的；如果只痛不麻，那你的心臟已經存在供血不足的情況了。另外還有一個更簡單的測試法，只要行個軍禮，看看上臂靠近腋下的肌肉會不會很鬆弛，鬆弛就是此處氣血供應不足了。這裡正是小腸經，而小腸經是靠心經供應氣血的。

我有個朋友，快六十歲了，有一段時間，他總是胸悶、胃堵，尤其是一緊張或看了點文章和電視新聞，就堵得像胸口壓了塊大石頭一樣，呼吸費力，說是精神因素，可實在煩悶許久。去醫院檢查，總以為他是胃炎，心臟也查不出任何毛病。於是吃了許多治療胃的藥物，可煩悶還是常常不請自來。有一次聚會，他任何東西都沒吃就已

小腸經—反映心臟能力的鏡子

經開始胸悶憋氣。我幫他按摩三焦經和小腸經，按摩三焦經時，他感覺只有些痠，可當觸及小腸經上臂的部分時，發現他那裡的肉鬆弛若棉，裡面有許多網狀的黏連的東西，手還沒用多大力，他已經刺痛難當，直叫我輕點兒。我問：「胸還煩悶嗎？」他驚喜的說：「奇怪啊，不悶了！胸悶和手臂還有關係啊！」「是啊，心血不足啊，當然煩悶了！」「可是我沒心臟病啊！」我說：「這團肉再鬆下去，你離真正的心臟病也就不遠了！」於是我叫他回去好好調養小腸經，幾個月後複查，那團鬆鬆的棉花已經有彈性多了，按摩也不刺痛難忍了，當然最主要的是胸悶對他來說已經是稀客了。

透過了解心臟和小腸經的表裡關係，我們不但能預測心臟的功能狀況，還能夠用調節小腸經的方法來治療心臟方面的疾患。由此可見，小腸經就好像是一面反映心臟能力的鏡子。

小腸經上有兩個穴位對我們養生非常有用：

第一個穴位是後溪穴。這是個非常重要的穴位，是八脈交會之穴，這個穴位與督脈相通，可以輔助治療腰痛、腰間盤突出，還對落枕、肩膀痛有一定的療效。這裡再告訴大家一個小技巧：對於長期在電腦前工作或學習的朋友，每過一小時把雙手後溪穴放在桌沿上來回滾動三到五分鐘，可以緩解調節長期伏案以及電腦對人體帶來的不良影響。

第二個穴位是養老穴。位置在小臂背面尺側，尺骨小頭近端橈側凹陷中。顧名思義，養老穴就是專屬老人的穴位，各位想敬老的朋友不妨讓父母多按按這個穴位，對老年人的眼花耳聾，肩、背、肘、臂痠痛，急性腰痛等，都有很好的預防作用。

脾經——按揉脾經，百病不生

在中醫的理論中，脾的功能非常巨大，被稱為是「氣血生化之源」，運用經絡健脾法就可以迅速增強人體的氣血。

任何疾病，都是在人體內有瘀血的情況下生成的，而脾正具備了生成氣血和運送氣血兩大功效。只要把脾養好了，就可以百病不生，即使有病也會很快痊癒。

透過飲食來健脾，的確是不錯的方法，但是好多人不適應或不吸收，怎麼辦呢？其實，最安全有效且持久的方法就是揉按脾經。

揉按脾經時要注重脾經上的以下主要穴位。

首先是隱白穴。隱白穴位於足大拇指的內側，距趾甲角一分許。主治：腹脹，暴泄，善嘔，煩心善悲，夢魘，胸痛，心痛，胸滿，咳吐，喘息，慢驚風，昏厥，月經過時不止，血崩，吐血，衄血，尿血，便血，癲狂，多夢。

其次是公孫穴。公孫穴位於第一蹠骨小頭前緣，赤白肉際處。公孫穴的功能非常強大，既可以調動脾臟、脾經的運血能力，把血液輸送到全身去，是一個輸送點，一個樞紐；又可以幫助調節身體上由於氣血瘀滯造成的各種症狀，綜合起來，就是通氣、活血、解瘀。

所以，有婦科方面問題的女性，請每天揉揉公孫穴。另外，公孫穴可以抑制胃酸，如果您出現吐酸水的情況，趕緊揉一下公孫穴，很快就會好轉。公孫穴還可以增加小腸蠕動，增強消化能力，如果吃完東西不消化，趕緊揉揉它，食物很快就會往下運化了。

此外，商丘穴也很重要。商丘穴在內踝骨的前緣偏下一點。商丘穴正好對應足的反射區中的下身淋巴反射區，因此可以治療各種炎症。同時它又揭示了一個醫理：炎症一般是由細菌感染引起的。但為什麼揉這個穴還能消除炎症呢？這是因為脾是管運血的，它能把新鮮血液運到病灶上去，髒東西被清走後，炎症自然就消除了。

胃經——保護好我們的後天之本

胃經經於胃，絡於脾，所以它和胃的關係最為密切，同時也和脾有關。胃為人體的後天之本，每個人在出生後，主要依賴脾和胃的運化水谷和受納腐熟食物，這樣人體才能將攝取的飲食消化吸收，以化生氣、血、津液等營養物質，才能使全身臟腑經絡組織得到充分的營養，維持生命活動的需要。所以說，胃也為氣血生化之源。

按摩胃經的重點穴位，第一可以充實胃經的經氣，使它和與其聯繫的臟腑的氣血充盛，這樣臟腑的功能就能正常發揮，就不容易被疾病「打敗」；第二是可以從中間切斷胃病發展的通路，在胃病未成氣候前就把它消弭於無形。

胃經上最重要、名氣最大的穴位當屬足三里。足三里位於人的雙腿外膝眼直下三寸（把自己的四指併攏即是三寸，這是中醫特指的同身寸）、脛骨外一橫指處。中醫認為足三里穴為胃經之要穴，能理脾胃、調氣血，具有補虛、健脾的特殊功能。

足三里號稱人體保健第一大要穴，歷代醫家十分推崇「足三里穴」的養生保健和臨床治療作用，認為足三里不僅具有延年益壽的作用，還能夠治療腹痛、腹脹、食慾不振、痛經、痺症、耳鳴等多種疾病。現代醫學研究證明，針刺足三里不僅可以增強身體的免疫功能，而且還具有雙向調節人體機能的作用，對循環、消化、呼吸、免疫等各系統疾病的預防和治療都具有積極的作用。

針刺足三里固然有很好的療效，但這常常需要在針灸師的幫助下才能完成，而拍打、按壓足三里則不受時間和地點的限制。拍打、按壓也是刺激穴位的一種方法，臨床上按壓足三里同樣能產生「痠、麻、脹、痛」的「氣感效應」及循經傳導的現象。因而，按壓、拍打足三里可達到有病治病、無病健身的目的。

從微循環學說而論，人體的衰老與微血管閉塞、微循環障礙有關。因此，拍打足三里能達到防止衰老的作用。經常拍打足三里，對身體健康是很有好處的。

拍打足三里，刺激該穴位，除了達到與針灸相同的效果外，還能提高整個身體的免疫功能，增強抗病能力。

臨床觀察表明，按壓、拍打足三里不僅可以用來治療胃痛、腹痛、腹瀉、噁心、痛經等疾病，而且對急性肩周炎也有很好的療效。按壓足三里治療肩周炎時需在他人的幫助下完成，具體做法為：患者取端坐位，放鬆雙上肢，取患肩對側下肢足三里穴，用拇指由輕漸重進行按壓，持續三分鐘，當患者感到被壓足三里穴周圍痠、麻、脹、痛難忍時，囑患者猛抬舉患肢，並停止按壓。這時患者會感到患肩疼痛明顯減輕，肩關節活動範圍明顯增加，並鼓勵患者做肩膀外展、前屈、後伸、旋後等動作。上述治療每三日施行一次。

拍打、按壓足三里，刺激該穴位，除了可以防治上述疾病外，還能夠改善手腳冰涼的症狀。老年人在冬天常常會出現手腳冰涼的症狀，這是由於手、腳血液循環不良所致。如果經常拍打足三里，可以透過經絡調節，使手指和腳趾的血液循環得到改善，進而使手腳變得暖和起來。對糖尿病患者而言，經常拍打足三里，可以改善下肢乃至全身的血液循環，這對預防糖尿病足的發生也是大有裨益的。

肝經——最值得敬畏的經脈

現代醫學研究發現，肝具有解毒和儲藏養分的作用，並且是維持生命不可或缺的臟器之一。在中醫學的領域中，肝和腎一樣，擔負著維持人的生命機能的重要任務。肝屬木，可稱之為人體的將軍。將軍率領著抵禦外敵的軍隊，肩負排除體內、體外不斷攏積的毒素的任務，是一個專司解毒的臟器。肝經發生異常時，身體即會呈現各種不適的症狀。如：臉色不佳、喉乾、噁心、陰部痛、腰痛、焦躁、缺乏決斷力等。

肝實在很可憐，它從人出生開始就無怨無悔替人做工，卻天天受到傷害。也許你會說，我平時沒有做什麼對不起肝的事情，每天吃護肝的食物，每天都在做運動……

的確，您做的這些都可以養肝，但是有一個傷肝的行為您沒注意到——那就是為了學習、工作經常熬夜加班，這是現代人的通病。這樣做很不好，為什麼呢？因為人只有休息時，肝臟血流才充分，才能養好肝。「臥則血歸於肝」，熬夜加班不但血不能養肝，還消耗營養、破壞人的好心情。

有些中年患者說一段時間內他總是會無緣無故發脾氣，稍有一點不如意的事情就會大發雷霆，也不知道為什麼。其實，原因就在於，這些人通常工作比較多，經常加班到半夜，每天睡眠不到五個小時。也有人不解了，難道加班還能讓人的脾氣變大嗎？肝主藏血，人在睡眠時血可養肝，而長期加班，肝失所養，導致肝氣不舒、肝鬱氣滯，有了好發脾氣的習慣也就理所當然了。

中醫認為，丑時（即凌晨一點到三點）是養肝血的最佳時間，所以在這一段時間一定要睡眠，而且必須要「在這段時間內睡著」。退而求其次，如果你在前一天晚上睡眠不好，就一定要在第二天找時間適當休息一會，這樣才有助於強化肝臟。

我們再來了解一下肝經上的主要穴位。

首先是太衝穴。太衝穴位於足背側，第一、第二趾蹠骨連接部位中。太衝穴善於調節人體上、中、下三焦之總氣，而且是衝擊瘀阻之氣的「消氣」急先鋒。按摩太衝穴，能讓瘀氣、濁氣、毒素及時從人體內排出。

其次是行間穴。行間穴位於人體的足背側，大拇指、二指合縫後方赤白肉分界處凹陷中，稍微靠大拇指邊緣。行間穴主治疾病有：宿醉不適、眼部疾病、腿抽筋、夜尿症、肝臟疾病、脹氣上逆、肋間神經痛、月經過多、黏膜炎等。

接著是大敦穴。大敦穴位於足大趾末節外側，趾甲角旁約零點一寸處。大敦穴是女性常用穴，常按摩此穴位對女性月經失調、停經、血崩有很好的療效。除此之外，大敦穴還是自古以來被視為鎮靜安神及恢復神智的要穴。因此用手指按壓大敦可以緩解焦慮急躁，早晨起來後頭昏腦脹的感覺也可得到消除。

最後，我們再來了解一下神奇的陰包穴。陰包穴的位置在大腿上，屈膝，在膝（關節）內側橫紋頭上方，脛骨內髁之後凹陷處直上四寸處。陰包穴可有效的消氣止痛。一病人由於生氣，加上晚上空調受寒，腿疼得走不了路。開始有一中醫認為是膀胱經受寒，於是進行拔罐治療，但效果不佳，有時會更加疼。後來，這位病人找到了我，我為他把脈後，發現他的肝火很旺，於是就在陰包穴上揉推兩分鐘，結果馬上見效。旁邊的一位朋友看了後十分不解，雖然同在肝經上，為什麼不是太衝穴，而是陰包穴呢？等病人走了後，他便詢問我，我告訴他，病人有一個症狀是小腿發涼，這說明他的小腿已經氣血不足了，堵口肯定在上面，所以陰包穴才是正確的答案。

膽經——敲膽經有著神奇的養生功用

膽經為足少陽經，為半表半裡之經，與外界並無直接的通道，所以其濁氣需借腸道而出。所以說，敲膽經能很好的排濁氣和毒素。

現代人膽汁往往分泌不足。敲膽經會直接刺激膽汁的分泌。膽功能不好的症狀很多，最明顯的就是白髮。這是人體的血氣不足所致。人要健康，就要血多。血氣能量是人體最重要的健康指標。人體是自然界的產物，必定存在著非常簡單的方法就能使血氣能量上升。眾所周知，早睡可以造血。除此之外，還有一種很有效的造血方法——敲膽經，每天花不到二十分鐘的時間敲膽經，能夠很快改善身體狀況。

現代人由於膽功能不好，使得人體的吸收能力很低，吃進身體的食物常常因為無法吸收而直接排出，吃再好的東西也是沒有多大作用的。解決這個問題同樣可以依靠敲膽經。

敲膽經主要目的在於刺激膽經，強迫膽汁的分泌，提升人體的吸收能力，提供人體造血系統所需的充足材料。

那敲膽經的具體做法是怎麼樣的呢？

動作要領：大腿外側的四個穴位點，用力敲打，每敲打四下算一次，每天敲左右大腿各五十次，也就是左右各兩百下。

當然，任何事物都要注意風險控制。如敲膽經時就必須注意以下事項：

（1）力度。不需要很用力，把手舉起來，隨勢下降敲打就可以了。剛開始敲的部位有痠痛感是正常的，因為人體本身就在努力打通膽經這個通道。一般不會敲出瘀青來，敲出瘀青有兩種情況：一種可能是力量太重了，等瘀青退盡了再敲；另一種則不是「敲」的關係，而是身體的凝血因子不夠，平時皮膚也易出瘀青。可以吃一點豬腳等帶皮的食物，或吃一點阿膠或其製品，不用太多，一週有一餐也就夠了。

（2）時間。晚上十一點以後不可以再敲了。晚上十一點至凌晨一點是氣血進入膽經的時候，敲膽經不應該在這個時段進行，對身體不好。利用白天的時間敲膽經是比較安全的做法。每天每條腿只要幾分鐘，有時候忘記了也沒有關係，不要太認真。

（3）敲打位置。敲膽經不需要敲到小腿上，一是操作不方便，二是小腿上膽經與胃經的位置太近，用敲的方法要完全分開有難度。

（4）不適合人群。孕婦絕對不能敲，不能讓孕婦有痛的感覺，會對寶寶有影響。老人敲膽經不要敲得太多，因為血升得太快人體的調節也會快，這樣比較不舒服。

（5）女性月經推遲。有的女性本來血就很少，但由於肝臟熱，所以月經問題沒有暴露。血氣上升後，肝熱下降了，月經推遲是正常的。當血達到正常水準，月經也就恢復了。月經來時可以少敲或不敲。

（6）長期堅持。身體的保養是長期的，尤其是女性，只要能保持收入略大於支出就可以了。當人體的血不斷上升，到一定層次時，人體是要全面改造自己的身體的。血要上升，但要慢慢上升，這樣人體的修理幅度比較小，人體自我感覺就比較舒服。

（7）不生氣。敲膽經是讓人體的氣血上升，如果氣很盛，血上升時氣會跟著上升，讓人不舒服，所以要先破掉一點氣，然後開始敲膽經。所以說，生活中遇到問題盡量不要生氣，生氣造成的病是很難治療的，因為人體是無法駕馭你的情緒的，而情緒卻可以衝擊內分泌系統，使身體內部產生混亂。

膽經上的穴位以肩井穴和風池穴最為常用。

肩井穴位置在大椎穴與肩峰連線三中點，肩部最高處。肩井穴對兩肩痠痛、牙痛、頭痠痛、頭重腳輕、眼睛疲勞、耳鳴、高血壓、落枕等有神奇療效。

風池穴位置在項部，枕骨之下，胸鎖乳突肌與斜方肌上端之間的凹陷處。風池穴不僅能有效增加顱內血的流動，而且能抑制過度興奮的各級神經，降低血壓。通常按揉風池穴後會有一種全身放鬆，頭輕目明的輕快感覺。注意按揉風池穴時一定要閉目操作才能取得較好的療效。

腎經——保護腎經就是保護健康

腎是人體五臟中最重要的器官之一，中醫有腎是「先天之本」的說法。這種說法源自腎的基本功能：腎藏精。

所謂精，又稱精氣，是構成人體和維持人體生命活動的基本物質。精氣是人體生命活動中最重要的物質，其作用表現在人體的生長發育、生殖、脊髓生成、化血等一系列人體最基本的生命活動中。正因為人的這些生理功能都離不開腎精，所以，中醫中才有了腎經是健康的根本的觀點。

這裡主要講腎經的三個穴位——太溪、復溜、湧泉。可別小看這三個穴，它們個個都身懷絕技。

太溪位於腳內髁後三公分凹陷中，這個穴說白了就是一個大補穴，凡是腎虛引起的各種症狀，如腰痠、頭暈、耳鳴、脫髮、牙齒鬆動、氣喘，還有男人們最擔心的性功能減退以及婦女們的習慣性流產，都可透過刺激這個穴看到明顯的效果。

「復溜」就是讓血液重新流動起來的意思，這個穴位的位置在太溪穴直上兩公分處。這個穴位治療瘀血和炎症效果最好，所以膀胱炎、陰道炎、前列腺炎以及因流產留下的後遺症等，都可以選擇此穴治療。有針灸專家稱針刺此穴滋腎陰的效果極好，相當於六味地黃丸的功效，所以怕熱口乾、夜間煩躁難眠的患者又多了件養生法寶。

湧泉穴，相當於腳底療法的腎上腺反射區，自古就有臨睡搓腳心百次可延年益壽的說法。此穴最實用的功效在於能引氣血下行，可以治療高血壓、鼻出血、頭目脹痛、氣喘等氣血上逆的症狀。此穴敷藥效果最好。比如高血壓患者可取中藥吳茱萸二十五克研末，加醋調成糊狀，睡前敷於兩腳心湧泉穴，用紗布包裹。通常二十小時左右血壓開始下降，且有持續效果。重症者可多用幾次（平日配合金雞獨立法效果更佳）。鼻出血則敷大蒜泥，左側流血敷左腳心，右側流血敷右腳心，兩鼻孔俱出血俱貼之，有立即止血之效。此法還可醒神通竅，以治療慢性鼻炎。此穴若只想用按摩法，則有個前提，就是稍用力此穴即痛感明顯者適宜。若使很大力而痛感不顯，或此穴處皮膚無彈性，一按便深陷不起的，便不可用按摩法（會使腎氣更為虛弱），可選用敷藥法。

總之腎經是一條關乎人一生幸福的經絡，我們若想提高生活品質，益壽延年，那就必須把腎經保護好。

膀胱經——人體最大的「汙水管道」

經常在外面做保健的人可能比較熟悉，按摩師給你拔罐、按摩選擇最多的部位就是後背。在後背拔滿了罐，或者在後背按摩、刮痧、捏脊、踩背。為什麼大都選擇後背進行保健治療呢？

這是因為，後背是膀胱經循行的主要部位，膀胱經有許多俞穴都在後背，它就像你家的汙水管道，如果不通，整個日常生活都會被破壞。

所謂俞，就是通道的意思。有肺俞、胃俞、脾俞、肝俞、膽俞、心俞、厥陰俞、腎俞等，這些俞穴各自通著各自的臟腑，這就跟不同的工廠都有自己的排汙管道和途徑是一個道理。因此咳嗽就按摩肺俞，胃痛就按摩胃俞，心血管有病就按摩厥陰俞。可以說越是經久難癒的疾病，這些俞穴就越顯得有用。

當然，除了後背的眾多俞穴，膀胱經在腿腳上也有很多重要的穴位。

先說委中穴，委中穴位於人體的膕橫紋中點，股二頭肌腱與半腱肌腱中間，即膝蓋裡側中央。經穴歌訣裡有「腰背委中求」一說。是說後背、腰部的病痛都可以透過委中穴來解決。只要是腰痛，按摩委中穴通常能減輕百分之三十的疼痛。另外，委中穴還有一個獨特的作用，那就是能讓鼻子通氣。按摩委中穴要有正確的方法，取側臥位，鼻子不通氣的一側身體在上位，屈腿用大拇指點按委中穴，需稍用力。

再說承山穴，踮起腳，可以看到小腿肚有一塊肌肉隆起，在肌肉正下方的凹陷處就是承山穴。承山穴的主要功能有：消除水腫，排除體內的廢物，美化小腿曲線，減緩腿部疼痛。

除了以上兩個穴位外，至陰穴也是膀胱經的一個重要穴位，尤其是對於女性朋友來說，這個穴位是一個婦科要穴。古書《醫宗金鑒》中記載這個穴位可以用於治療因為胎位不正造成的難產。其他婦科疾病如月經不調、血崩、帶下、痛經、更年期症候群及急性乳腺炎、乳腺良性腫瘤等，採用針灸至陰穴也可獲得一定功效。至陰穴的位置在足小趾外側趾甲角旁零點一寸處。

第四章　人體自有大藥

——神奇的人體特效穴位

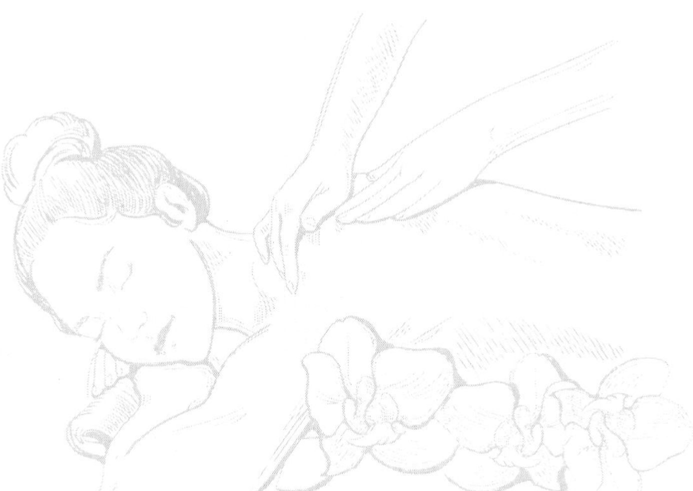

吃好不吃藥，讓你保持好胃口的然谷穴

現實生活中，有很多人在傷心、生氣緊張或者生病的時候都不想吃東西，感覺不到一點餓，另外，還有一些人，特別是一些女性朋友，為了減肥而強制節食，因此而造成厭食症，這都屬病理反應，因為在身體需要飲食的時候，脾胃功能往往很弱，胃氣消耗也往往比平時更大。越不吃，脾胃就越沒有東西可以運化成氣血，身體就會更受損，那麼，該怎麼辦呢？

最好的辦法是讓人馬上產生飢餓感。有了飢餓感，就說明腸胃已開始恢復了正常功能。而按摩然谷穴就是一個非常好的辦法。

在我們的腳內側，足弓弓背中部靠前的位置，可以摸到一個骨節縫隙，這就是然谷穴。「然」字就是「燃」的本字。谷，表示這個穴的位置在足內踝前起大骨間，這個位置，精氣埋藏得特別深。所以叫「然谷」，也是有火在人體深深的溪谷中燃燒的意思。這是古人所給出的這個穴道的意思。也有些中醫學專家認為，這個穴道是消化食物的要穴。所以，按摩然谷穴，可以很快使你產生飢餓感；此外，還能治療過度飲食後的不適以及因減肥而造成的節食症，可以說具有雙向調節的功能，每天都堅持按

摩然谷穴，可以讓你的腸胃一直保持正常的敏感和活力。

當然，按摩然谷穴也是有學問的：第一步就是準確找到穴位，用大拇指用力往下按，按下去後再馬上放鬆。當大拇指按下去的時候，穴位周圍乃至整個腿部的腎經上都會有強烈的痠脹感，但隨著手指的放鬆，痠脹感會馬上消退。等痠脹感消退後，再按上面的方法按，如此重複十~二十次（到底是十次還是二十次呢？這就要看是否按到火候了。當您感覺痠脹感越來越難以退去，最後再也不退的時候，火候就算到了）。雙腳的然谷穴都要按。如果是自己給自己做，則兩個穴位可以同時進行。

之所以要用這種手法，其原理在於：按照中醫經絡學的說法，強烈的、快速的刺激為瀉，柔和的、緩慢的刺激為補。一個穴位，選擇用補法或用瀉法進行按摩，其所導致的效果是不一樣的，甚至相反。我們對然谷這個穴，用的就是瀉法。要把這個手法做對，才有明顯的效果，不然，如果只是隨便按一按，揉一揉，效果雖說仍然會有，但就要大打折扣了。

按照上面的手法按摩完然谷穴後，我們就會很快感到嘴裡的唾液腺興奮，唾液分泌得多了。大約二十分鐘後，就會產生比較明顯的飢餓感。這時候，可以吃東西了。但是，一定要記住，千萬不要暴飲暴食，吃到七分飽就可以了。平常體弱多病的人要尤為注意，「過猶不及」，任何事情都不可過度，做人做事是這樣子，經絡養生也是如此！

神仙也怕腦後風，防治虛邪賊風侵入的風府穴

風府為督脈、足太陽膀胱經與陽維交匯之地，可治各種急重症，在人體穴位中占據著極其重要的地位，尤其對各種風症均有獨特的療效。

在我們的後腦正下方可以摸到一處凹陷，這就是「風府」穴了，這個地方是腦部最薄弱的地方之一。風邪侵入人體，通常就是從此而入。在人體的奇經八脈中，督脈總督一身的陽氣，而風府在督脈最敏感的地方，因此，如果風邪從此而入，首先就會對人體的陽氣造成傷害，使人出現惡寒、發熱、頭痛等症狀。

這裡需要指出的是，除了風府穴外，人體還有兩個易受風邪入侵的穴位。一個是風池穴，它的位置在風府穴兩側兩寸許，這兩處各有一凹陷，就像兩個池子，故得名「風池」穴，因為它在足少陽膽經上，所以風邪一旦從風池進入人體，就往往會帶來口苦、目眩等與肝膽相關的症狀。另一個穴位是「風門」，顧名思義，就是風之門，它

在膀胱經上，人體第二椎下兩旁各一寸五分處，又名熱府，不但是風邪的入口，而且是寒、濕、熱等各種邪氣入侵人體的門戶，異常緊要。

正是因為我們身上有風府、風池、風門這三大易受風邪侵入的穴位，所以才有「神仙也怕腦後風」的說法，當「虛邪賊風」從腦後偷襲、侵入人體的時候，輕則引起傷風感冒，重則可致中風癱瘓。

所以，在日常生活中，我們一定要保護好這三個穴位，盡量不要讓其遭受風邪的入侵，尤其是在夏天吹空調的時候，盡量不要讓冷風吹及這三個穴位。

最後，我們再來看看風池穴的作用。風池穴主治各種風症：

其一，外風所致如傷風、頭痛、惡寒發熱等，可取風府穴祛風散寒清熱。且常與風池相互為用，提高療效。《傷寒雜病論》中說：「太陽病初服桂枝湯，反煩不解者，先刺風池、風府，卻與桂枝湯則癒。」中醫針灸名作《席弘賦》中說：「風府、風池尋得到，傷寒百病一時消。」《通玄指要賦》中說：「風傷項急，始求於風府。」因此，外感病無論風寒、風熱，風府是有效的首選穴位。

其二，內風所致的中風神昏不語、偏癱或四肢抽搐，甚至角弓反張、癲癇等症，可選風府，或亦可與啞門穴交替使用。如神昏，則可配人中、百會以醒神開竅，清熱熄風；失語者則加廉泉、通里以利喉舌開音；四肢抽搐者配太衝穴；角弓反張者配大椎穴。

提神又治病，人體大藥百會穴

百會穴在頭部正中線上，兩耳尖連線的中點處。百會穴位於頭頂凹陷處，古人云此穴可容豆。簡易取穴時，可將雙手的拇指插入耳洞，其餘四指垂直向上，雙手的中指在頭頂會合，兩指尖所指的位置即是。

百會穴深處即為腦之所在，且其所屬的督脈又歸屬於腦。可見，百會穴與腦密切聯繫，是調節大腦功能的要穴。現代研究證明，針刺百會穴能夠使腦細胞得到一定恢復，對大腦皮層的中樞神經有良好的調節作用，並能改善細胞中的血流量，從而達到通絡止痛的效果。

中醫認為，生命運動的主要表現形式為氣血的流通，尤其是健康的身體，非常需要陽氣向四周的發散，向上的提升，一旦這種功能失調或產生紊亂，就會引起氣血的阻滯。因此百會穴周圍，如果出現腫脹、疼痛等異常時，說明體內的氣血運行遇到了障礙。由於「頭為諸陽之會」，百會穴又位於人體巔頂之上，是體內多條陽經和陽氣會聚之處，所以平時按壓百會穴，能提升體內的陽氣，維持陰陽的平衡，有助於人的養生保健、疾病預防，古代醫學典籍《針灸資生經》上說，百會穴「百病皆主」，意思就是什麼病都能治。另外，急救時，按壓百會穴，則可平肝熄風、清熱開竅，救人於危難。

指壓小叮嚀

指壓時，可採取端坐或平躺的姿勢，然後以拇指向下按壓百會穴。若需要給予興奮的刺激，可以急速、間歇性手法敲打點壓百會穴；若需要寧靜時，可以緩慢、持續性的手法在百會穴上輕柔壓迫。

增強療效全攻略

刮痧：刮痧時，則可用刮痧板，從前向後刮拭百會穴，直至局部組織稍稍發熱即可。

艾灸：可將中藥店買來的菸捲式艾炷，對著百會穴灸三分~五分鐘。

梳頭：每天晨起或空閒時，可用木梳對著頭頂部梳上十餘遍，即可達到刺激大腦、促進頭皮血液循環和新陳代謝的作用。

按摩：使用按摩手法時，可用手掌緊貼百會穴，先順時針旋轉二十圈，然後再換以逆時針旋轉二十圈。

叩擊：指壓時，若需要較強刺激量，可將口微微張開，全身放鬆，單手握拳有節奏的敲擊百會穴，這要比單純的按壓效果更好。

人體自有「威而鋼」，助你追尋「性福」的關元穴

關元穴位於臍下三寸處，過去也叫玄關。它就像人身體的一個閥門，將人體元氣關在體內不洩漏，是男子藏精、女子蓄血之處，是人身上元陰、元陽的交關之處，也是元氣的關隘，所以叫「關元」，是我們固氣保健的要穴。透過對這個穴進行艾灸，能使人的元氣源源不絕，所以，關元既是長壽穴，又是「性福」穴。我們用這個穴的時候，可以用艾條灸，也可以用手按壓，這兩種方法都可以使你在享受「性福」的同時健康長壽。

古人在養生中特別看重這個穴位，認為這就是練長生不老丹的最佳位置，將之稱為丹田。這像種莊稼需要田地一樣，這個位置就是種「丹」的田地。一說「丹」，朋友

們一定會覺得挺神祕的，如果我們將「丹」理解成「元氣」，理解成一種「能量」就容易明白了。那麼關元穴就相當於是儲存能量的能量庫。

傳說，南宋有個江洋大盜王超，得一高人指點，在每年夏秋之交，用艾條施灸關元穴千炷，久而久之，其人冬不怕冷夏不怕熱，幾日不吃飯也不覺得餓，臍下總像有團火一樣。王超被捕獲後，因罪行重大被判處死刑，結果，行刑後剖開他的腹脘之處，發現有一非肉非骨之物，若堅石，這個東西就是用艾火灸出來的。

王超被處死是罪有應得的，但在古代大醫的眼裡，關元穴這味人體大藥卻真的很神奇！因為它至少有兩個作用，一是讓人健康長壽；二是能讓人保持旺盛的性能力。

艾灸關元穴對培補元氣功效卓越，當你元氣充盈時，相當於激發了你的自癒程序，元氣就會主動尋找你的病灶，出現元氣在體內通竄而攻伐病灶的現象。這時有些症狀好像有病情加重的感覺，你不用害怕，這其實就是養生家所說的氣攻病灶現象，是人體的自癒系統在發生作用，只要堅持數日，不久健康又會回到你身邊。所以艾灸關元穴還能治療某些難症、惡症，如胃潰瘍、潰瘍性結腸、胃癌、肝癌和其他惡性腫瘤等。病是邪氣，元氣是正氣。邪不壓正這個成語就是說：只要正氣充盈，病邪之氣就會很快逃之夭夭。

對關元穴施灸最好的時機在每年秋夏之交，七月底到九月中，隔日灸一次，每次十五～三十分鐘，每月十次。冬春除特殊原因盡量不要去灸它。

此外，睡前將雙手搓熱，用手掌的勞宮對準關元，意守此處，慢慢入睡，也是很好的保健方法。勞宮穴是心包經上的大穴，屬火，關元穴是小腸經的大穴，也屬火，用心經與小腸經的火來溫補任脈之陰，可以達到陰陽相濟之功。

擺脫頸椎之苦，辦公室一族要多按摩大杼穴

大杼穴位於人體的背部，第一胸椎棘突下，旁開一點五寸處。

一般來說，大杼穴相對於我們前面所講的穴位，重要性有所不如。但是，隨著社會的發展，有很多人或長期處於空調環境裡，或久坐辦公室工作，或長期使用電腦，或長時間熬夜，頸肩部很容易疼痛、僵硬，導致頸椎病的發生。在這種情況下，大杼穴就變得非常有用了。

而對於老年人來說，頸椎病也是一種常見病，尤其是那些年紀雖然大了，但依然奮戰在第一線的老年人，更容易得頸椎病。

有些頸椎病前期的患者，頸肩部雖然還沒有出現明顯的疼痛僵直，但會感到脖子不舒服、發脹、發痠，這時觸及大杼穴也會有較明顯的壓痛。這是因為，不當的姿勢、過度的緊張使頸肩部的督脈、足太陽膀胱經脈氣受阻，大杼穴就容易氣血不通。同時，姿勢不良對脊柱骨質產生壓力，時間久了，產生骨刺，也會加重大杼穴氣血瘀阻的狀況。

所以說，保持大杼穴氣血暢通，頸肩部經脈氣血的流通就有了保證，頸椎病的症狀也就能得到改善。

在開始感覺到頸部痠痛、肩部不適的時候，經常按摩、揉擦大杼穴，沿著大杼穴上下拍打，每天抽時間做二～三次，每次十分鐘，可以促進氣血的暢通，避免在大杼穴形成氣血的瘀阻。按摩大杼穴時會覺得痠痛感比較明顯，但按摩之後會覺得舒服。

此外，每天用梅花針敲打大杼穴一帶三～五次，每次五分鐘，也會達到較好的效果。疼痛持續出現時，還可以在梅花針輕度敲打後在穴位處拔罐五～十分鐘。在這一階段應該避免過度緊張，避免長時間的坐姿和長時間的眼睛疲勞，這樣的自我保健可以使頸椎病免於繼續發展，趨向好轉。

如果頸椎病已經形成，出現明顯的頸肩背部疼痛時，此時，僅靠按摩或用梅花針刺激大杼穴就不夠了，還需要配合風池、肩井、外關等穴位，用按摩、梅花針敲打以及拔罐的方法進行自我保健。平時要放鬆身心，睡眠充足，避免長時間疲勞等，這樣，對治療頸椎病還是會有一定程度的療效，同時也能夠控制頸背部的疼痛，保證生活品質。

但如果頸肩背部疼痛加重，甚至手臂麻木、疼痛、痠軟無力，或出現頭暈的症狀，這時就應該到醫院就診，按照療程進行規律的針灸、砭石治療。需要注意的是，急性的頸肩疼痛，伴有頸肩肌肉的腫脹的，則不可強力刺激大杼穴，以免加重肌肉的腫脹，使疼痛更嚴重。只可以用梅花針輕刺激穴位一帶，促進穴位微循環好轉。

人體兩大長壽要穴，練活「神闕」護「命門」

神闕穴就是人們常說的肚臍。人體先天的強弱與此穴密切相關。神闕穴還是調整臟腑、平衡陰陽的樞紐，經常按摩神闕穴能調和脾胃、益氣養血、復甦固脫，具有良好的養生保健作用。

神闕穴是人體生命最隱祕最關鍵的要害穴竅，是人體的長壽大穴。前方的神闕（肚臍），為任脈上的陽穴，是人體元氣的根本；後方的命門（在後腰與神闕相對的地方），為督脈上的陽穴，是人體的生命之門。所以，拍打這兩個要穴，可以通行氣血，調和陰陽，激發人體的元陰元陽，祛病強身。

神闕穴與人體生命活動密切相關。我們知道，母體中的胎兒是靠胎盤來呼吸的，屬先天真息。嬰兒脫體後，臍帶即被切斷，先天呼吸中止，後天肺呼吸開始。而臍帶、胎盤則緊連在臍中，所以，沒有神闕，生命將不復存在。人體一旦啟動胎息功能，就猶如給人體建立了一座保健站和能源供應站，人體的百脈氣血就能隨時得以自動調節，人體也就健康無病，青春不老。經常對神闕穴進行鍛鍊，可使人體真氣充盈、精神飽滿、體力充沛、腰肌強壯、臉色紅潤、耳聰目明、輕身延年。並對腹痛腸鳴、水腫膨脹、瀉痢脫肛、中風脫症等有獨特的療效。

神闕穴的保健方法有三。其一是揉轉法：每晚睡前空腹，將雙手搓熱，雙手左下右上疊放於肚臍，順時針揉轉（女子相反），每次三百六十下。其二是聚氣法：端坐，放鬆，微閉眼，用右手對著神闕空轉，意念將宇宙中的真氣能量向臍中聚集，以感覺溫熱為度。其三是意守法：放鬆，盤坐，閉目，去除雜念，意念注於神闕，每次半小時以上，久之則凝神入氣穴，穴中真氣產生，胎息則慢慢啟動。

命門穴與神闕穴相平行，亦是人體的長壽大穴。命門的功能包括腎陰和腎陽兩個方面的作用。現代醫學研究表明，命門之火就是人體陽氣，從臨床看，命門火衰的病與腎陽不足證多屬一致。補命門的藥物又多具有補腎陽的作用。

經常擦命門穴可強腎固本，溫腎壯陽，強腰膝固腎氣，延緩人體衰老。疏通督脈上的氣滯點，加強與任脈的聯繫，促進真氣在任督二脈上的運行。並能治療陽痿、遺精、脊強、腰痛、腎寒陽衰、行走無力、四肢困乏、腿部浮腫、耳部疾病等症。

命門穴的鍛鍊方法有二。其一是用掌擦命門穴及兩腎，以感覺發熱發燙為度，然後將兩掌搓熱捂住兩腎，意念守住命門穴約十分鐘即可。其二是採陽消陰法：方法是背部對著太陽，用意念將太陽的光和熱源源不斷輸入命門穴，心意必須內注命門，時間約十五分鐘。

另外，我們上文說過，命門穴和神闕穴在人體上是相互對應的，一為督脈上的陽穴，一為任脈上的陽穴，同時打這兩個要穴，可以通行氣血，調和陰陽，激發人體的元陰元陽，祛病強身。所以，命門穴可以配合神闕穴一起拍打。

最初的時候，可以先用一隻手拍打神闕，然後，再用手拍打命門。分開來拍打，以舒暢為度，就這麼簡單。

當然，熟練的時候，也可以變著花樣來，甚至可以左右手輪流拍打神闕和命門。比如：先把右手手掌按在肚臍眼上，左手按在命門穴上，接著，上身右轉，帶動兩手甩動，右手往後甩，去拍命門；同時左手往前甩，去拍神闕。手掌拍下，馬上隨著身子的左轉而彈起，右手往前甩拍神闕，左手往後甩拍命門。如此來回重複。不過，沒有必要拘泥於形式，拍打熟練了，自然而然就能找到適合自己的拍打方法。

熟能生巧，養生也不例外，當你越練越自然，你就會把初看起來像是體育鍛鍊的方法，上升到健康養生的高度。

點燃「情」火——助你創造完美性生活的要穴

經過前文的描述，我們已經知道，人的身體穴位很多，這些穴道對身體健康有著舉足輕重的作用，但很多人未必知道，一些穴道對性愛也有著很大的輔助作用，掌握這些穴道和技巧，會讓你的性生活更加美滿。

角孫穴

角孫穴位於耳朵內側凹陷處。耳朵原本就是女性的重要性感帶之一，多半採取「舔」和「輕咬」兩種方法。無論是磨蹭耳朵的內側或用手指插入耳道，效果都相當好。

中府穴

中府穴位於胸前壁的外上方，雲門穴下一寸，前正中線旁開六寸，平第一肋間隙處。

一般來說都是用舌頭來對這裡進行愛撫。自頸部根處延伸到鎖骨的連線上，用大拇指緩慢的揉搓。可以用舌頭不時輕輕的舔著，或者是用牙齒輕咬也成。

乳根穴

乳根穴位於人體的胸部，當乳頭直下，乳房根部，當第五肋間隙，距前正中線四寸。

愛撫女性乳房時，要從下往上方推壓，無論是用揉的，或是由下往上推撫，效果都很好。同時搭配觸摸乳頭的話，就可以達到前戲的目的。

居髎穴

居髎穴位於肚臍與胯骨之間，比恥丘的位置還要再下面一點。沿著胯骨和恥丘兩部位所連成的線施以指壓。不過指壓的方式不是用力往下壓，而是用手指輕輕的搓揉，如此效果才會好。

大巨穴

大巨穴位於下腹部，當臍中下二寸，距前正中線二寸。按摩這個穴道可以促進女性肉體的血液循環，讓她的身體逐漸燃起興奮的欲火。

天柱穴

天柱穴位於後頭骨正下方凹處，也就是頸脖子處有一塊突起的肌肉（斜方肌），此肌肉外側凹處，後髮際正中旁開約一寸左右即是此穴。

在使用拇指按摩此處的同時，輕輕的碰觸、磨蹭也能充分達到前戲的效果。當然，不用手而用舌頭舔也可以。這個穴道對於整天坐辦公桌的女性最有效。

膻中穴

膻中穴位置在兩個乳房中間（乳溝），心窩之上。

用拇指按壓「膻中」穴時，按到女方眉頭稍微皺起即可。有豐乳的功用。

膈俞穴

膈俞穴在背部，當第七胸椎棘突下，旁開一點五寸。

可以用指壓的方式促使血液流通之外，也可以用指甲表面輕撫此穴，指壓這個穴位對那些三圍不甚理想的女人最有效。

次髎、下髎、上髎三穴

次髎穴位於脊椎骨之上，從骨盆向上算約三個指頭寬的地方。基本的指壓方式是用拇指輕壓，並做小幅度旋轉。如果在指壓的同時揉撚乳頭的話，就能讓快感散布到女性全身。再者，由「次髎」往下數約三個指頭寬，又有一個名為「下髎」的穴道；從「下髎」再往上算三個指頭寬，還有一個「上髎」穴。「下髎」穴連同臀部一起刺激效果最好，「上髎」穴則對性感帶發達的豐滿女性最有效。要想讓性的感覺更加亢奮，就必須搭配一連串的指壓技巧。

承扶穴

承扶穴位於大腿後面，臀下橫紋的中點。

這裡是性感帶更為密集的地方，由於這個地方對於痛覺相對遲鈍，所以指壓時也必須用力些。由於和性器連接的坐骨神經，正巧位於左右「承扶」穴和尾椎之間，因此也有人藉著刺激這裡來治療性冷感。對這個穴位施以指壓的話，可以強化擴約筋的收縮力，也可以增加性器的敏感度；所以對「承扶」穴的指壓是很重要的。

湧泉穴

我們已經多次提到這個穴道，事實上，它不僅有保健養生的功效，也可以助「性」，需要注意的是，以助「性」為目的時，就不需要這麼用力，反倒要以輕柔的碰觸為主。由於這裡有重要的神經幹透過，所以用手指輕撫或用舌頭舔，都會讓女性獲得實時且敏銳的快感。

大敦穴

大敦穴位於大拇指（靠第二趾一側）甲根邊緣約兩公釐處。

和性交有極大關聯的神經幹正透過此處，因此這是一處絕佳的性感帶。以指壓的方式為主要手段，壓的時候要稍微用力一點，有時再輔以舌頭舔撫，如此可以讓女性得到快感。

委中穴

由於與性器連接的神經支幹有延伸至此處，所以即使只用手指輕輕撫壓，也能提高女性的性亢奮度。

養生抗衰老，生命的泉眼——湧泉穴

湧泉穴位於腳底，在足掌的前三分之一處，屈趾時的凹陷處便是。

湧泉穴是人體的「長壽穴」之一。俗話說：「若要人安樂，湧泉常溫暖。」據統計，推搓湧泉穴療法可以防治氣喘、腰腿痠軟無力、失眠多夢、神經衰弱、頭暈、頭痛、高血壓、耳聾、耳鳴、大便祕結等五十餘種疾病。所以，湧泉穴與人體生命息息相關。

湧泉，顧名思義就是水如湧泉。據現代人體科學研究表明，人體穴位的分布結構獨特，功用玄妙。人體肩上有一「肩井」穴，與腳底湧泉穴形成一條直線，二穴是有「井」有「水」的上下呼應，從「井」上可俯視到「泉水」。有水則能生氣，湧泉如山環水抱中的水抱之源，給人體形成一個強大的氣場，維持著人體的生命活動。

經常按摩湧泉穴，有增精益髓、補腎壯陽、強筋壯骨之功。中醫認為：腎是主管生長發育和生殖的重要臟器，腎精充足就能發育正常，耳聰目明，頭腦清醒，思維敏捷，頭髮烏亮，性功能強盛。反之，若腎虛精少，則記憶減退，腰膝痠軟，行走艱難，性能力低下，未老先衰。

湧泉穴養生法由來已久，至宋代已廣為盛行。在《蘇東坡文集》中就有這樣的記載：閩廣地區很多人染有瘴氣（瘧疾），有個武將卻多年安然無恙，臉色紅潤，腰腿輕快，後來人們發現，他每日五更起坐，兩足相對，熱摩湧泉穴無數次，以汗出為度。之後，很多人仿效此法，不僅很少得病，而且有多年痼疾的人也不治而癒。

湧泉穴養生治病的方法很多，現簡介如下：

按摩湧泉法

按摩湧泉法是防病保健的常用方法，古今醫家歷來都非常重視。主要方法如：

（1）擦湧泉穴：清代第一部外治專著《急救廣生集》說：「擦足，每晚上床時，用珠算握趾，一手擦足心，如多至千數，少至百數，覺足心熱，將足趾微微轉動，二足更番摩擦。蓋湧泉穴在兩足心內，摩熱睡下，最能固精融血，康健延壽，益人之功甚多。」

（2）按湧泉法：用拇指的指腹垂直按壓足心湧泉穴，按下片刻後再提起，一按一放，反覆進行，以病人能耐受為度。

（3）揉湧泉法：用拇指或食指或中指指端放於足心湧泉穴處，來回按揉，每足心揉一百次為宜。常用此法能疏通心腎，調整內臟功能；可預防感冒，降低血壓，治眩暈、失眠；又可使中老年人步履輕捷、足脛強健，並可促進睡眠，使大小便通暢。

火烘湧泉法

用中藥川烏（或草烏）一百克，樟腦十克，共研為細末，用醋調製成彈子大小，置於足心，足下放微火烘烤，溫度以人能耐受為度，用衣被圍住身體，使汗出如涎，即生效。此法可治足、膝等關節風濕疼痛。《串雅外編》亦載：「腳氣腫痛，樟腦二兩，烏頭一兩，為末，醋和丸彈子大，每置於足心踏之，下以微火烘之，衣被圍蓋，汗出如涎為效。」

灸湧泉穴法

宋代《扁鵲心書》指出：「湧泉二穴，在足心宛中，治長年腳氣腫痛，或腳心連脛骨痛，或下肢腿腫，沉重少力。」用艾條或艾柱灸湧泉穴二十～三十二十～三十分鐘，每晚臨睡前灸一次即可。灸足心法可以治療多種病症，尤其對虛寒證效果更好，但陰虛火旺證不宜用此法。

足心塗藥法

將藥物研末後，用適當的液體將藥末調成稠汁狀（或直接選用油脂類藥物），將藥膏塗於湧泉穴。此法既可發揮藥物作用，也可透過塗擦對足心起刺激作用，因而應用時宜反覆塗擦。足心塗藥法在古代較為常用，如《千金方》即載：用「五物甘草生摩膏方」塗抹小兒的手足心，可防病保健。

湧泉貼膏法

在《清太醫院配方》一書中，載有「延年湧泉膏」之防病保健方：藥用杜仲、牛膝、熟地、附子、續斷、甘草各六十克，生地、小茴香、菟絲子、天麻子各十五克，雄黃、木香、丁香、乳香、沒藥各六克，麝香零點六克。用香油一千五百克，將所列杜仲至木香等前十二種藥熬枯去渣，入鉛丹收膏，再加入丁香、乳香、沒藥、麝香等攪拌成膏，製成膏貼。據載：此膏可治先天不足，後天虧損，骨痿身瘦，陽氣虛弱；以至腠理不密，易受風寒，諸多疾病皆可治。若常貼湧泉穴，兼貼腎俞、關元穴，不但終身永無寒濕、腳氣、癱瘓之症，而且能防病保健，延年益壽，用處是非常大的。

意守湧泉法

此為氣功鍛鍊的一種方法。意守時，可採取站立位，也可採取臥位，將全身放鬆，去除雜念，雙目微閉，舌抵上顎，將意念放於足心湧泉穴處，時間可由短到長，每次可意守三十分鐘左右，也可根據個人不同情況將時間縮短或延長。每天一～三次。意守足心法一般不會出偏差，對體弱多病或上熱下寒者最為適宜。本法多與按摩足心法配合應用，有強身健體，延年益壽之功。

第五章　手能治百病

——用經絡按摩法來祛除常見疾病

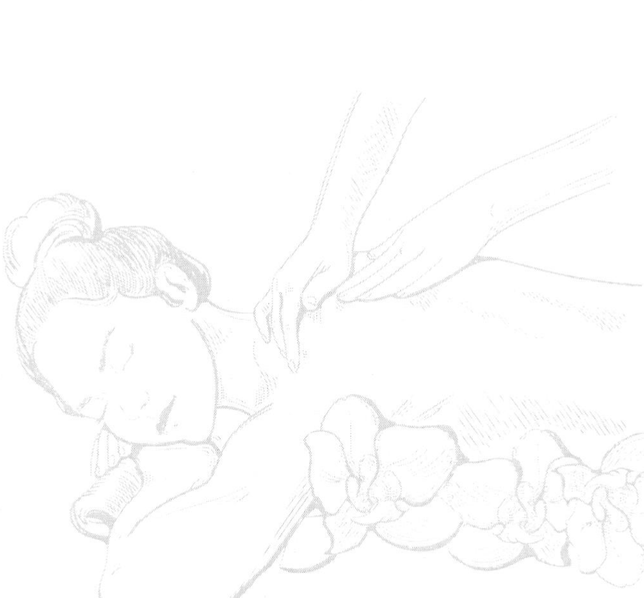

頭痛的經絡按摩法

現代人生活節奏越來越快，各方面壓力也在不斷增加。大多數人都曾出現過頭痛、頭暈、頭漲、失眠、昏沉不清等諸多不適，下面就給大家介紹一套簡單易學的頭部保健按摩法以緩解頭部不適。

第一步：開天目

用大拇指指面按於印堂穴（位於兩眉中間），以前臂帶動手指，自下而上，做雙手交替，有規律的抹法。雙手共二十次，注意力量輕柔，以前額皮膚不變紅為度。

第二步：推前額

用大拇指指面按於前額正中皮膚，以指根帶動指尖兩手分別向左右兩旁做抹法，至眉梢處再推回前額中央。注意力量不宜過大。

第三步：點按存竹、魚腰及太陽

用雙手拇指指端持續用力，作用於攢竹穴（位於眉毛內側端）、魚腰穴（位於瞳孔直上的眉毛中）、太陽穴（位於眉梢與外眼角之間向後約一橫指的凹陷處）。持續數秒或半分鐘。如頭痛、頭暈、昏迷不清可適當用力。如失眠則不宜用力，應以輕揉為主。

第四步：點按四白及迎香

用雙手拇指指端持續用力，作用於四白穴（位於瞳孔直下，正對鼻翼處）、迎香穴。如眼痛眼澀可重按四白穴，如鼻塞流涕可重按迎香穴。持續數秒或半分鐘。

第五步：摩掌熨目

兩掌互相摩擦，搓熱後將兩手掌心放置在兩眼上，使患者有溫熱的舒適感。重複操作三～五次，對於用眼疲勞，視力不佳者可多做幾次。

第六步：疏通經絡

用兩大手拇指指端沿頭部經絡線依次點按。自頭髮髮際前沿正中開始到髮際後沿正中為正中線；正中線旁開一橫指為第二線；自額角處開始，平行於正中線至髮際後沿為第三線；自太陽穴開始繞耳廓至髮際後沿為第四線。如遇痛點可適當做局部的反覆彈撥，輕重以患者能耐受為度。

第七步：梳頭櫛發

兩手十指彎曲，從前至後做梳頭的動作。重複操作五～十次。此動作建議患者可經常自行操作，有助於緩解各種頭部不適。

第八步：雙鳴天鼓

兩掌按住雙耳，兩手放置在患者後頭部，用手指輕敲耳後頭部數次，兩手放鬆，再反覆上述操作三～五次。

第九步：拿捏肩井

以大拇指頂住肩井穴（位於肩背處，肩外側端與脊柱連水平線的中點），其他四指輕扶於肩前，與大拇指相對用力，提拿起整個肩部肌肉，一拿一放的交替進行。

第十步：整理放鬆

用雙手掌根自頸肩部向兩側沿肩——上臂——前臂的路線輕推數次，以空掌輕輕拍打肩部及後背肌肉。此套按摩法至此結束。

最後，需要提醒大家的是，按摩前一定要洗乾淨臉，還要洗手、擦乾，一定要雙手溫暖後才可按摩，否則冰涼的雙手會讓人產生不適感。

感冒的經絡按摩法

感冒，一年四季均可發生，冬春尤為多見。中醫經絡學認為，感冒屬外感風邪，常由肌表侵入內臟而發病，故採用按摩方法進行預防和治療往往能達到良好的效果。下面就給大家介紹幾種預防和治療感冒的簡單方法。

搓手預防感冒方

手拇指根部，醫學上叫大魚際，由於肌肉豐富，伸手時，明顯突起。大魚際與呼吸器官關係密切，每日搓搓，對改善易感冒的體質大有益處，且對咽痛、打噴嚏等感冒早期症狀有效。

此法很簡單，對搓兩手大魚際，直到搓熱為止。搓法似雙掌搓花生米一樣，一隻手固定，另一隻手搓動，兩手上下交替，大約搓一～兩分鐘，整個手掌便會發熱。可促進血液循環，強化身體新陳代謝，增強體質，故而不易感冒。

按摩「人中」和「風府」預防感冒方

預防感冒，可按摩「人中穴」和「風府穴」。「人中穴」又稱「水溝穴」，位於鼻唇溝上中兩分之一交界處，是常用的急救穴；「風府穴」在枕骨末上隆凹陷處，為風寒入侵的門戶，又為治療感冒或傷寒的要穴，兩穴均屬督脈，督脈主一身之陽。中醫的「陽氣」就是指人體的正氣，包括現代醫學的免疫力、抵抗力等。使用本法可以扶助正氣，抵禦風寒，達到「正氣存內，邪不可干」的作用，摩擦這兩個穴位，在局部產生了生物電，加速了血液循環，可增強人體抵抗力，從而提高人體對病毒的免疫力，因而能預防感冒。具體方法是，用大拇指和食指在兩穴各捏十幾下即可。按摩可以在以下兩種時刻進行：一是每次脫衣前或起床穿衣前；二是從室內到室外前。

按摩「太衝」穴治感冒方

感冒初起，有流涕、咽痛、周身不適等感覺時，可透過按摩腳上的太衝穴減輕感冒帶來的不適，甚至可以使感冒痊癒。

具體方法是：先用溫水浸泡雙腳十～十五分鐘，而後用大拇指由湧泉穴向腳後跟內踝下方推按，連續推按五分鐘，然後，再用大拇指按摩太衝穴（大腳趾與二腳趾上一寸五分處）由下而上推按，雙腳都按摩，每側按摩五分鐘。按摩後，即刻會感到咽痛減輕，其他症狀也會隨之減輕，甚至痊癒。

失眠的經絡按摩法

不少失眠者，動不動就會吃安眠藥，時間長了甚至會上癮，還會產生耐藥性。其實，中醫的按摩、導引等方法，對失眠都有很好的效果，特別是輕度睡眠障礙，只需一些按摩小方法，就能夠調節和放鬆肌體，改善睡眠品質。

根據傳統中醫理論，失眠的原因主要為臟腑機能紊亂，尤其是心的溫陽功能與腎的滋陰功能不能協調、氣血虧虛、陰陽失調等。所以，我們應該著重運用交通心腎、調節氣血的手法。按照經絡歸屬，可以用拇指按揉以下穴位：內關、神門、三陰交。內關穴位於掌心面，手腕橫紋上二寸（同身寸，即每個人自身大拇指的寬度為一寸，下同），掌長肌腱與橈側腕屈肌腱之間。神門穴位於掌心面的手腕橫紋上，尺側腕屈肌腱的橈側凹陷處。三陰交在小腿內側，足內踝尖上三寸可以摸到脛骨，它就在脛骨的後方。這三個穴互相配合，每天按揉五～十分鐘，就可以達到安神定志的作用。

中醫認為腦為元神之府，所以也應該重視頭部的氣血供養。在休息或看電視等閒暇時間，我們可以用單手梳理頭皮數次。方向是從額頭的髮際線開始，沿頭皮到頸部的髮際線終止。這樣，五個手指可以分捋頭部的督脈、膀胱經、膽經，達到鎮靜安神、平肝潛陽的作用。

根據中醫辨證施治的原理，還可以添加不同的按摩手法：如果是心情煩躁引起肝鬱化火型失眠，可以用手指揉擦腳掌心，即我們常說的湧泉穴。這樣可以引火下行，平抑肝火。如果是體質虛弱，屬心脾兩虛型，可以做摩腹手法。具體方法是，躺在床上，用手掌心環繞神闕穴（即肚臍）做逆時針撫摸（注意一定要逆時針）。如果平時多表現臉色潮紅，感覺手心發熱，多屬陰虛火旺型，可以揉捏太溪穴。太溪位於足內側，內踝尖與跟腱之間的凹陷處，用拇指點按可以交通心腎，安心睡眠。

高血壓的經絡按摩法

高血壓是中老年人的常見病，此病往往會在各種不良的誘因下併發各種嚴重的疾病，甚至會危及生命，所以應該積極防治。平時除注意情致調節和藥物治療外，自我按摩保健是最好的防治措施。

方法一

（1）浴面分抹法：搓熱雙手，從額部經顳部沿耳前抹至下頜，反覆二十～三十次。然後再用雙手四指指腹從印堂穴沿眉弓分抹至雙側太陽穴，反覆多次，逐漸上移至髮際。手法輕鬆柔和，印堂穴稍加壓力以局部產生溫熱感為度。本法可降低血壓，增進臉部光澤。

（2）揉攢竹穴：用雙手拇指端分別按揉雙側攢竹穴約一百次，用力要均勻。此法可減輕頭痛、頭暈等症狀。

（3）抹橋弓：頭偏向一側，用雙手四指指腹分別在對側耳後隆起處沿大筋向下推抹至胸廓上沿處，雙手交替進行，反覆多次。此法有顯著的降壓作用。

方法二

「抹、擦、梳、滾、揉、按」六字按摩法降壓好。如高血壓病人在堅持服用降壓藥物的同時進行此按摩法，可幫助鞏固降壓療效。

抹：就是抹前額。其方法是用雙手的食指或中指進行抹。

擦：就是用雙手手掌摩擦頭部的左、右兩側。摩擦時用力不宜過大，以自覺舒適為好。

梳：就是將雙手手指微屈，兩手十指好似虎爪般，先從前額發根開始，一寸向頭頂，再一寸向腦後推著，邊推邊梳，當然也可以左、右兩手互相交替反覆進行推梳五～十分鐘左右。在此基礎上，再進行「滾」、「揉」、「按」三種方法。

滾：就是滾動腰背部。其方法就是先將左、右兩手握拳，拳眼對貼著相對的腰背部左、右兩側用力上下滾動，幅度可以盡量大一些，按摩三分～五分鐘即可。

揉：就是揉動腹部。做法是：兩手重疊，盡量用靠近腹部的一隻手按緊小腹部輕輕揉動。揉動時應順時針方向轉動，約三～五分鐘。揉腹後一般血壓都會有較大幅度的下降。

按：就是按摩穴位。常用的穴位有肩井穴、內關穴、合谷穴。

糖尿病的經絡按摩法

糖尿病現在越來越年輕化了，比如像一些有家族史的，這些人容易得糖尿病。再則現在生活節奏比較快，精神壓力比較大，還有現在應酬比較多，有些人管不住嘴，也容易得糖尿病。所以如果有這種傾向的人，應該做一些簡單的預防動作。

第一步：抱顫腹部

這是從振腹法來的。先把手抱成一個球狀，兩個小指衝下，兩個拇指衝上，兩個掌根衝裡，這樣兩個掌根放在大橫穴上（大橫穴在肚臍兩側一橫掌處），小指放在關元穴（關元穴在肚臍下四橫指處）。另外大拇指放在中脘穴上（中脘穴在肚臍上方一橫掌處）。這個穴位不一定找得非常準確，大體位置對了就可以。把手放在這個的方微微的往下一壓，然後上下快速顫動，這個動作應該至少每分鐘超過一百五十次。應該在飯後半個小時，或者睡前半個小時做，一般做三分～五分鐘。這個手法不但可以降糖，而且能降壓，還可以治療便祕。

第二步：扣右季肋

摸肋骨和上腹部這一塊，然後輕輕的叩擊兩分鐘左右就可以了。注意，這個是光叩擊左側的，右側不做。

第三法：擦背

需要借助一條毛巾，右手在上擦右側，左手在上擦左側。擦到後背發熱就可以，每天兩次，兩側各一～兩分鐘。

第四法：按摩三陰交

先坐下來，蹺二郎腿，找到內踝，三陰交在內踝上三寸，就是中指的中間一個指節三個的長度，用拇指揉撚，大約做兩三分鐘，做完左側再做右側。

這一系列共四個動作，合起來用十二～十五分鐘，對糖尿病的預防會達到很重要的作用。

胃痛的經絡按摩法

胃痛又稱胃脘痛，常表現為上腹部經常性疼痛，伴有腹脹滿、食慾不振、嘈雜反酸、噁心嘔吐、大便祕結或稀爛，或有頭暈眩、坐臥不安、體倦之力等症。

中醫認為，產生胃痛的病因多為憂思鬱怒、肝氣橫逆反胃或飲食勞倦、損傷脾胃所致，是一種常見病，如果處理不當，很可能轉化為嚴重的胃病。下面這套經絡療法對治療胃痛有良好的功效，且無任何的副作用，大家有時間可以多做。

預備式

取坐位，腰微挺直，雙腳平放與肩同寬，左手掌心與右手背重疊，輕輕放在小腹部，雙目平視微閉，呼吸調勻，全身放鬆，靜坐一～兩分鐘。

揉按中脘穴

將右手半握拳，拇指伸直，拇指指腹緊貼在中脘穴，適當用力按揉三十秒～一分鐘。

功效：疏肝和胃，止痛止吐。

團摩上腹

將左手掌心疊放在右手背上，將右手掌根置放在上腹部，適當用力做順時針環形摩動三十秒～一分鐘。以上腹部有溫熱感為佳。

功效：寬胸理氣，健脾和胃。

分推肋下

將雙手四指併攏，分別放在同側劍突旁，沿季肋分推三十秒～一分鐘。

功效：調中和胃，理氣止痛。

拿捏肩井穴

將一手拇指與食指、中指對合用力拿捏對側肩井穴三十秒～一分鐘。雙肩交替進行。

功效：放鬆肌肉，活血通絡。

合按內關穴、外關穴

將一手中指和拇指分別放在另一手的外關穴和內關穴上，二指對合用力按壓三十秒～一分鐘。雙手交替進行。

功效：安神鎮靜，和胃理氣。

按揉手三里穴

將一手拇指指腹按在對側手三里穴處，其餘四指附在穴位對側，適當用力按揉三十秒～一分鐘。雙手交替進行。

功效：理氣和胃，通絡止痛。

按揉脾俞穴、胃俞穴

雙手握拳，將拳背第二、三掌指關節放於脾俞穴、胃俞穴上，適當用力揉按三十秒～一分鐘。

功效：健脾和胃，調理氣血。

掐壓足三里穴

將雙手拇指指尖放在同側足三里穴上，其餘四指附在小腿後側，適當用力掐按三十秒～一分鐘。

功效：補脾健胃，調和氣血。

以上手法也可以配合其他診治方法進行。需要注意的是，胃及十二指腸潰瘍出血期不宜在上腹部按摩。平時生活起居要有規律，飲食要有節制，少食生冷、辛辣刺激和不易消化的食物，不過度疲勞，心情要開朗。

腰痛的經絡按摩法

腰痛是一種常見病症。很多疾病會導致腰背部、下腰部和腰腿部疼痛，如脊椎退化性改變以及肌肉、韌帶等組織勞損等都會導致腰痛。

腰是人身體軀幹的樞紐，對全身的負重、運動平衡等均達到重要作用，對人體影響很大，故應引起重視。

一般來說，除了內臟疾病或腫瘤引起的腰痛外，其他的腰痛都適用經絡按摩來防治。其方法如下：

擦腰

兩腳分開如肩寬。兩手握拳，拳眼即握拳的拇指和食指側，貼著腰部用力上下擦動。擦動從骶部開始，從下往上，盡可能高，擦動的速度要比較快。擦數十次，直至覺得皮膚發熱為止。

揉臀

體位同上。用一隻手掌的大魚際處貼著同側臀部，順時針轉或逆時針轉的揉動數十次，然後用另一隻手揉另一側臀部。有疼痛的一側臀部要多揉。

按命門穴

站或坐位。用一手或兩手拇指按住命門穴。用力按住該穴至感覺有點痠脹，然後揉動數十次。

揉腎俞穴

體位同上。用一隻手的拇指按住腎俞穴。該穴在第二腰椎棘突下，即命門穴的外側約兩個手指寬處。用力按住該穴時即有痠脹感，按到有足夠的痠脹反應後，再揉動數十次。然後再用另一隻手按另一側腎俞穴並揉動。

推腰臀腿部

先左弓箭步站立。用右手掌，虎口分開，拇指在前，推住同側腰部，然後用力向下推，經臀一直推到大腿和小腿為止，身體也隨著向右側彎。然後右弓箭步站立。用左手推左側腰臀腿部。交替推四～十次。

彎腰捏腿部

站位，也可坐床上。兩腿伸直，慢慢向前彎腰，同時用兩手捏大腿和小腿前面的肌肉，捏到盡可能低，最好到足背處，反覆五～十次。向前彎腰時，頭要昂起。

推腰部

站位，兩腳分開如肩寬。兩手插腰，拇指在前。先用右手掌從右腰部開始推，向前和向左，然後用左手掌從左腰部開始推，向後和向右。推數十次，也可相反方向推。

捶腰

體位同上。兩手握空心拳，用拳眼輕輕捶擊兩側腰部，由上而下，再由下而上，共二十～三十次。

以上動作，每日做一～二次。有些動作，如彎腰捏腿等做起來有困難者，可暫不做，待鍛鍊較有基礎後再做，或動作的幅度先做得小一些，以後慢慢增大。

肩周炎的經絡按摩法

肩周炎又稱肩關節周圍組織炎，是中老年人的一種常見病、多發病，以女性為多見。肩周炎多發生於五十歲左右，故又有人稱它為「五十肩」。中醫認為本病多為肩部受風寒所致，便稱它為「漏肩風」。又因為生病後常見肩關節僵硬，不能活動，好像凍結了一樣，所以又叫它「凍結肩」「肩凝證」，形容得十分貼切。

肩周炎的發病特點為慢性發病，病程較長。初期為炎症期，肩部疼痛難忍，尤以夜間為甚。睡覺時常因肩部怕壓而特定臥位，翻身困難。疼痛不止不能入睡。

肩周炎如果初期治療不當，將逐漸發展為肩關節活動受限，呈凍結狀，影響日常生活，吃飯穿衣，洗臉梳頭均感困難，更嚴重者生活不能自理，肌肉也可萎縮，患者極為痛苦。

目前，對肩周炎的治療，多數學者認為用止痛藥只能治標，緩解症狀，停藥後多數會復發。而用西醫手術鬆解方法，術後均可引起黏連。所以中醫的手部療法被認為是療效最佳的方法，若病人能堅持功能鍛鍊，癒後相當不錯。

下面介紹幾種肩周炎的手部療法，以供參考。

屈肘甩手

患者背部靠牆站立，或仰臥於床上，上臂貼身、屈肘，以肘點作為支點進行外旋活動。

手指爬牆

患者面對牆壁站立，用患側手指沿牆緩緩向上爬動，使上肢盡量高舉，到最大限度，在牆上做一記號，然後再徐徐向下回到原處，反覆進行，逐漸增加高度。

體後拉手

患者自然站立，在患側上肢內旋並向後伸的姿勢下，健側手拉患肢手或腕部，逐漸拉向健側並向上牽拉。

展翅

患者站立，上肢自然下垂，雙臂伸直，手心向下緩緩外展，向上用力抬起，到最大限度後停十秒鐘左右，然後回到原處，反覆進行。

後伸摸棘

患者自然站立，在患側上肢內旋並後仰的姿勢下，屈肘、屈腕，中指指腹觸摸棘突，由下逐漸向上至最大限度後停住不動，兩分鐘後再緩緩向下回到原處，反覆進行，逐漸增加高度。

梳頭

患者站立或仰臥均可，患側肘屈曲，前臂向前向上，掌心向下，患側的手經額前、對側耳部、枕部繞頭一圈，即梳頭動作。

擦汗

患者站立或仰臥均可，患側肘屈曲，前臂向前，盡量用肘部擦額部，即擦汗動作。

頭枕雙手

患者仰臥位，兩手十指交叉，掌心向上放於頭後部（枕部），先使兩肘盡量內收，然後再盡量外展。

旋肩

患者站立，患肢自然下垂，肘部伸直，患臂由前向上向後畫圈，幅度由小到大，反覆數遍。

需要提醒大家的是，對以上的動作不必每次都做完，可交替進行鍛鍊，根據自己的情況，適當進行功能鍛鍊。每天三~五次，每個動作做三十~五十次左右，多者不限，只要持之以恆，對防治肩周炎會有很大的益處。

咽喉腫痛的經絡按摩法

中醫認為咽喉腫痛與肺、胃積熱，虛火上延，外感風邪，體質虛弱等因素有關：感冒、咽喉部炎症也可導致咽喉腫痛。本病有時還伴有畏寒、發熱、聲音嘶啞等。

經絡療法如下：

（1）病人兩拇指放於喉結兩旁，然後向下推揉至鎖骨上窩，操作約一分鐘。

（2）以拇指端交替點壓對側合谷穴各一分鐘。

（3）用拇指和食、中指揪擰大椎穴周圍的皮膚上、下、左、右各三十下，再用一手掌在頸後橫向搓擦二十~三十下。

（4）用一手的拇指與中指彈扣對側少商穴十餘下，然後換手依法操作另一側。

（5）雙手握拳伸出拇指，以指腹輕按揉喉結旁一點五寸處人迎穴一分鐘，最後再以雙拇指由喉結向鎖骨上窩推揉一分鐘。

氣喘的經絡按摩法

氣喘是世界公認的醫學難題，被世界衛生組織列為疾病中四大頑症之一。中醫認為，過敏性氣喘是由於肺、脾、腎三臟虛弱引起的，造成肺裡始終有「一塊痰」，一旦受外界邪氣刺激，痰就會阻塞氣道出現喘憋。治療以補益肺、脾、腎為原則，在這個基礎上化痰、宣肺、平喘。下面為大家介紹一套自我按摩防治氣喘的手法。

按揉重點穴位：天突穴、內關穴、列缺穴、曲池穴

位置：天突穴位於頸部下方，前正中線上胸骨上窩中央。內關穴位於前臂掌側，曲澤與大陵的連線上，腕橫紋上二寸，掌長肌腱與橈側腕屈肌腱之間。列缺穴位於前臂橈側緣，橈骨莖突上方，腕橫紋上一點五寸，肱橈肌與拇長展肌腱之間。曲池穴位於肘橫紋外側端，屈肘，尺澤與肱骨外上髁連線中點。

作用：此四穴是推拿治療氣喘急性發作期的關鍵穴位，使用按揉法，再輔助藥物，可以有效緩解氣喘發作時出現的喘憋。在氣喘緩解期，按摩此四穴同樣可以用來強身健體，預防氣喘發作。

家人協助橫擦腎俞穴、命門穴

位置：腎俞穴位於腰部，第二腰椎棘突下，旁開一點五寸。命門穴位於腰部，後正中線上，第二腰椎棘突下凹陷處。

作用：此二穴具有很強的補腎作用。需要注意的是，此二穴要經常使用擦法，也可使用按揉法。

家人協助直擦背部督脈及膀胱經

位置：背部督脈及膀胱經主要是從肩膀開始到腰眼，從中間向兩邊各延伸到肩胛骨內側緣這樣一個寬度的長方形區域。

作用：督脈和膀胱經是人體強壯的重要經絡，可以讓患者趴在床上，露出後背，家人用手掌從上向下或從下向上直線擦動，注意要使局部發熱發紅，但不要擦破皮膚。

家人協助按揉脾俞穴、肺俞穴、定喘穴

位置：脾俞穴位於背部，第十一胸椎棘突下，旁開一點五寸。肺俞穴位於背部，第三胸椎棘突下，旁開一點五寸。定喘穴位於背部，第七頸椎棘突下凹陷，旁開零點五寸。

作用：此三穴為背部膀胱經治療氣喘緩解期的重點應用穴。中醫談到的氣喘，根源在一個「痰」字上面，化痰是治療氣喘的核心。痰的生成與肺、脾關係密切，按揉脾俞穴和肺俞穴是補益脾肺的首選，配合定喘穴，效果非常好。

按揉風池穴，拿頸項部

位置：風池穴位於項部，枕骨之下，與風府相平，胸鎖乳突肌與斜方肌上端之間的凹陷處。

作用：具有預防外感風寒的作用。如果天天做五~六次，每次一分鐘，能有效提高免疫力，防止氣喘加重。注意應用此二手法時，要閉眼並放鬆。

按揉膻中穴、關元穴、豐隆穴

位置：膻中穴位於胸部，前正中線上，平第四肋間，兩乳頭連線的中點。關元穴位於下腹部，前正中線上，臍中下三寸。豐隆穴位於小腿前外側，外踝尖上八寸，條口外，距脛骨前緣二橫指（中指）處。

作用：經常按揉膻中穴，會感到呼吸順暢。按揉關元穴則能培元固本，增加體內抗炎物質的分泌。按揉關元穴也可以用手掌進行掌揉。而按揉豐隆穴是專門針對「化痰」這一功效，它是人體治痰的最有效的穴位。

掌擦胸脅，拿胸部雲門穴、中府穴

位置：雲門穴位於胸外側部，肩胛骨喙突上方，鎖骨下窩凹陷處，距前正中線六寸。中府穴位於胸外側部，雲門穴下一寸，平第一肋間隙處，距前正中線六寸。

作用：用手掌推擦胸肩部及兩脅二十~三十次，以微有熱感為宜。之後，拿胸肩部的雲門穴、中府穴，此二穴為治喘良穴。

最後，需要提醒大家的是，採用經絡按摩治療氣喘，如果是在氣喘急性發作期，不能緩解時，必須送醫院搶救。

便祕的經絡按摩法

便祕的經歷相信很多人都有過，雖然它看似一個小毛病，但卻給我們的生活帶來了不少的煩惱。

中醫認為，導致便祕的原因很多，歸納起來為燥熱內結、津液不足、情緒波動、氣機鬱滯以及過度疲勞、身體虛弱、氣血不足等。有的人因患慢性便祕長期依靠藥物通便，給身心帶來極大傷害。與其如此，不妨巧用雙手，堅持以下的自我按摩法，相信更能達到安全通便的作用。

（1）推揉腰骶部：坐於床上，兩手五指併攏，反手以掌根附於同側的腰骶部，適當用力自上而下的推擦三十～五十次，直至腰骶部發熱。

（2）按揉腎俞穴：同上坐姿，兩手插腰，拇指向前按於同側肋端，中指按於腎俞穴，適當用力按揉三十～五十次。

（3）揉按足三里穴：坐於床上，兩膝關節自然伸直，用拇指指腹揉按同側的足三里穴上，其餘四指緊附於小腿後側，拇指適當用力揉按三十～五十次。

（4）按揉天樞穴：同上坐姿，雙手插腰，中指指腹放在同側的天樞穴上，大拇指附於腹外側，中指適當用力按揉三十～五十次。

（5）掌揉中脘穴：仰臥於床上，雙腿自然伸直，將右手掌心重疊在左手背上，左手的掌心緊貼於中脘穴上，適當用力揉按三十～五十次。

（6）推腹外側：同上臥姿，兩手分別放在同側的腹外側，以掌根從季肋向下推至腹股溝，反覆做三十～五十次。

（7）團摩臍四周：同上臥姿，將右手掌心重疊在左手背上，左手掌心放於肚臍旁，適當用力，繞臍做順時針圓形摩動三十～五十次。

（8）拿捏腹肌：同上臥姿，用拇指與其餘四指用力對合，邊拿邊捏腹部肌肉三十～五十次，雙手可同時進行。

（9）按揉關元穴：同上臥姿，用一手拇指指腹放在關元穴上，適當用力按揉三十～五十次。

（10）團摩下腹部：用右手掌心重疊於左手背，左手掌心緊貼於下腹部，適當用力做順時針圓形摩動三十～五十圈，以皮膚發熱為佳。

（11）取雙耳、雙手上的對應點進行刺激（可以用牙籤點壓），耳朵上以皮質下和便祕點為重點，外加交感點、大腸點、直腸下段和脾點。手上取支溝穴，這個穴位在外關穴下一寸左右的位置。

小兒腹瀉的經絡按摩法

很多家長疼愛孩子，生怕孩子瘦下來，於是把一些高脂、高蛋白的食物過量餵給孩子吃，孩子承受不了就會導致腹瀉。臨床上經常看到家長抱著腹瀉的小兒來醫院，原因就是小兒吃得太多、太營養、太飽，止腹瀉的藥吃了、抗生素也吃了，卻不見什麼效果。遇到這種情況怎麼辦呢？父母可以按照以下方法給小兒做經絡按摩來改變這種情況。

揉拇指

讓寶寶平躺在床上或仰臥在媽媽懷抱裡，媽媽一手拿著寶寶的手，使寶寶掌心向上；另一隻手食指、中指固定寶寶的大拇指，用自己拇指的螺紋面順時針方向推摩寶寶的拇指螺紋處，至少推摩一百圈。

推食指

寶寶仰臥位，媽媽用左手拿住寶寶的手掌，掌心側向；右手食指與中指一起配合拉著寶寶的拇指，（盡可能遠離食指）然後用自己拇指的橈側順著寶寶的食指橈側（外側）從指尖推向指根，做一百次。

摩腹部

寶寶平躺在床上，媽媽將一手的食指、中指、無名指併攏，用三指指腹在寶寶腹部繞圈按摩，每次三～五分鐘。

揉臍

寶寶平躺，媽媽用掌根或中指端（注意指甲要短而平）由輕到重揉寶寶的肚臍部位，每次三～五分鐘。

揉龜尾

寶寶俯臥位（年齡或月齡小者，不採用俯臥位，可由媽媽抱著，頭部向上，臉部及胸腹部朝向媽媽），媽媽以一手的中指端作為接觸面，在寶寶的尾骨端做指揉法，約三百～六百次。

推七節骨

寶寶俯臥或抱起，媽媽以一手的拇指外側作為接觸面，沿後背正中線從尾骨端推向頭頂端，約五公分長。推六百次。

貧血的經絡按摩法

貧血是我們大家生活中比較常見的疾病，確切說貧血只是一種症狀而不是具體的疾病，各種疾病都可以伴有貧血。

不過，貧血雖然臨床表現多樣化，但與脾胃功能關係最為密切。中醫稱「脾為後天之本」，即是脾的健運功能正常，水谷精微不斷吸收，化生氣血，營養全身。故採取健脾益胃的經絡按摩方法，對防治貧血有良好的療效。

攪滄海

舌在口腔上、下齒齦外周從左向右，從右向左各轉動十次，產生津液分三口緩緩嚥下。

摩脘腹

雙掌相疊，置於神闕穴，即臍眼，先逆時針，從小到大摩脘腹三十圈，然後再順時針，從大到小摩動三十圈。

蕩胃腑

坐或臥位，以右手掌按置於中脘穴（臍上正中四寸處，劍突與肚臍之正中）上，先用掌根稍用力將胃脘向左推蕩，繼之再以五指將胃脘稍用力向右推蕩，往返計做十次。

振中脘

坐或仰臥，雙掌相疊於中脘穴處，以振動手法操作一分鐘。

分陰陽

坐或仰臥，兩手除拇指外其餘四指併攏，中指相對於劍突下，全掌緊按皮膚，然後，自內向外，沿肋弓向脅肋處分推，並逐漸向小腹移動，共操作十次。

疏肋間

坐位，兩手掌橫置兩腋下，手指張開，指距與肋間的間隙等寬，先用右掌向左分推至胸骨，再用左掌向右分推至胸骨，由上而下，交替分推至臍水平，重複十次。注意手指應緊貼肋間，用力宜均勻，以胸肋有溫熱感為好。

揉血海

坐位，雙手拇指分按於兩側腿部的血海穴（大腿內側，膝關節內上方約二寸，屈膝時肌肉隆起處）上，做旋轉按揉一分鐘。

理三焦

坐或臥位，兩手十指相交叉，橫置按於膻中穴，兩掌根按置胸內側，自上而下，稍用力推至腹盡處，計推二十次。

按足三里

雙手食、中指相疊，按揉足三里穴（人體強壯穴，膝關節臏骨下，外膝眼直下四橫指處）五十次。

鼻出血的經絡按摩法

鼻出血又稱鼻衄，是臨床常見症狀之一，多因鼻腔病變引起，也可由全身疾病所引起，偶有因鼻腔鄰近部位病變出血經鼻腔流出者。鼻出血多為單側，亦可為雙側；可間歇反覆出血，亦可持續出血；出血量多少不一，輕者僅鼻涕中帶血，重者可引起失血性休克；反覆出血則可導致貧血。多數出血可自止。

對於非內科疾病和外傷引起的一般性鼻出血，自我按摩有比較好的預防作用。按以下方法有規律的按摩，可以很好的減少鼻出血的發生。

按揉迎香、巨髎穴

這兩穴都位於鼻翼旁。迎香穴在鼻翼外緣中點。巨髎穴在瞳孔直下，鼻唇溝外側，與鼻翼下緣相平。按摩時將雙手食指指腹放於左右穴位，對稱的進行按揉。先迎香，後巨髎，每穴五分鐘，早晚各一次。還可以把按摩範圍擴大，將兩手食指或中指的指腹面放在鼻翼的兩側，沿鼻梁向上摩揉，可以到兩眉之間，向下可以到鼻翼旁。注意按壓要適度，最好由輕漸重。這樣每天來回摩擦五十次，還可以防止鼻出血，有預防感冒、宣通鼻竅的作用。

揉上星、神庭穴

此兩穴都位於人體中軸的督脈上。神庭穴在前髮際線直上半寸（同身寸，即每個人自身大拇指的寬度為一寸），上星穴在前髮際線直上一寸。可以用一手的拇指按壓在穴位上，有痠脹感後向一個方向按揉，每穴五分鐘，早晚各一次。

此外，需要注意的是，由於兒童為「純陽之體」，鼻出血多因肺熱、胃熱引起，故家長可以用拇指推孩子雙手的無名指和拇指掌側，從指尖推向指根，這樣可以清肺、胃兩經之熱，防止鼻出血。

中暑的經絡按摩法

中暑是指在高溫環境下，由人體體溫調節功能紊亂而引起的以中樞神經系統和循環系統障礙為主要表現的急性疾病。除了高溫、烈日曝晒外，工作強度過大、時間過長、睡眠不足、過度疲勞等均為常見的誘因。

中暑早期完全可以透過中醫穴位按摩治療或預防。具體按摩手法如下：

預備式

取坐位，腰微挺直，雙腳平放與肩同寬；左手掌心與右手背重疊，輕輕放在小腹部；雙目平視微閉，呼吸調勻，全身放鬆，靜坐一～兩分鐘。

按揉大椎穴

將右手中指指腹放於大椎穴上，食指、無名指、小指附於穴位旁，中指用力按揉三十秒～一分鐘。

功效：清泄暑熱，通絡鎮痛。

揉掐風池穴

將雙手拇指指尖放在同側風池穴上，其餘四指附在頭部兩側，適當用力揉掐三十秒～一分鐘。

功效：疏風清熱，開竅鎮痛。

掐百會穴

將右手半握拳，大拇指伸直，指尖放在百會穴上，適當用力掐三十秒～一分鐘。

功效：醒腦安神，鎮靜除煩。

按揉太陽穴

將雙手拇指指腹放在同側太陽穴上，其餘四指附於頭部，適當用力按揉三十秒～一分鐘。

功效：通絡止痛，清熱除煩。

按揉曲池穴

將一手拇指指腹放在對側曲池穴上，由輕漸重的按揉三十秒～一分鐘，雙手交替進行。

功效：疏風通絡，鎮靜安神。

掐揉合谷穴

將一手拇指指尖放在另一手的合谷穴上，其餘四指附在掌心，適當用力掐揉三十秒～一分鐘，以有痠脹感為度，雙手交替進行。

功效：疏風清熱，開竅醒神。

掐人中穴

人中穴位於鼻下溝的上中三分之一交界處。將一手半握拳，拇指伸直，指尖放在人中穴上，適當用力掐壓三十秒～一分鐘。

功效：開竅醒神，疏風清熱。

掐十宣穴

十宣穴位於雙手十指尖端正中，距指甲約零點一寸處。用一手的拇指指甲和食指指甲，分別掐另一手的五個指頭的指尖，每個指尖十～二十秒鐘。雙手交替進行。

功效：開竅醒腦，清心泄熱。

按揉足三里穴

將雙手食指與中指相疊，中指指腹分別按在同側足三里穴上，適當用力按揉三十秒～一分鐘。

功效：補脾和胃，調理氣血。

合按內、外關穴

將一手中指和拇指指尖放在對側的外關穴和內關穴上，兩指對合用力按壓三十秒～一分鐘。雙手交替進行。

功效：安神鎮靜，和胃理氣。

按揉勞宮穴

將一手拇指指腹放在對側勞宮穴上，其餘四指緊附手背，適當用力揉三十秒～一分鐘。雙手交替進行。

功效：鎮靜安神，疏通心絡。

最後需要說明的是，經絡按摩對先兆中暑（高溫下出現大汗、口渴、無力、頭暈、眼花、耳鳴、噁心、心悸、注意力不集中、四肢發麻等，體溫不超過三十八度）及輕症中暑（上述症狀加重，體溫在三十八度以上，出現臉色潮紅或蒼白、大汗、皮膚濕冷、脈搏細弱、心率快、血壓下降等症狀）有較好的療效，可以作為一種應急和預防措施。但對症狀比較嚴重者，應立即送醫院救治。

落枕的經絡按摩法

按照中醫的說法，落枕是受風寒之邪侵襲，經絡痺阻不通，或扭傷及血瘀氣滯所造成的。一方面是由於睡眠姿勢不當，枕頭過高或過低，軟、硬程度不當，使頸部肌肉痙攣疲勞，在睡眠中發生急性頸肌扭傷。另一方面就是睡眠時感受風寒所致。患者因在夜間睡眠時門窗打開被風吹襲而著涼，造成局部經絡不通，氣血運行不暢。

落枕現象相當常見，幾乎每個人都遇到過，但是大多數人都認為這是個小問題，不用去治，過一兩天自己就會好了。事實上並非如此，看似平常的落枕，也有可能引發重大疾病。

落枕的主要表現是頸肌痙攣，頸項僵硬。病情輕者一兩天就可自行緩解；病情重者可拖延很長時間，不僅妨礙正常的生活和工作，甚至可能引起頸椎自發性脫位、頸椎病等，對於老年人來說，引起的後果會更加嚴重。

落枕時，如果病情嚴重，須盡快去就診，如果只是輕微落枕，則可自我按摩來緩解。只要不是頸椎病誘發的經常性落枕，就不用太緊張。可使用下面這幾個小方法進行自我治療：

(1)將左手或右手中、食、無名指併攏，在肩頸部疼痛處尋找壓痛點，由輕到重按揉五分鐘左右。可左右手交替進行。

(2)用拇指和食指拿捏左右風池穴、肩井穴各一~兩分鐘。

(3)手背第二、三掌骨間，指掌關節後五分處有個穴位叫落枕穴，以拇指或食指點按這裡三分~五分鐘，待有痠脹感覺時再持續二~三分鐘。

(4)用手指按住患側的肌肉，頭部先做左右轉動，再做抬頭低頭運動，最後再做頸部環轉運動。當轉到某個角度出現疼痛時，手指立即按揉局部，頭部繼續轉動。

(5)拇指點揉曲池、外關穴，拿揉上肢肌肉，重點按揉手三里，按揉時配合頸部主動運動。

(6)雙手手指交叉，掌根抱住頸部，雙掌根相對用力，捏擠頸部，並向上提起，反覆十次，再用手掌在患部使用掌擦法操作二十次。

經以上手法治療後，患部疼痛可消除或減輕，若再配合局部熱敷療效會更好。

牙痛的經絡按摩法

牙痛不是病，痛起來真要命！牙痛是牙齒和牙周疾病的常見症狀，也是一個常見病症，不少人為牙痛而苦惱。

中醫認為風火、風寒、胃熱、虛火等皆可引起牙痛。而用自我按摩的手法，可緩解牙痛症狀。

在做按摩以下穴位或部位前，取坐位或站位，全身放鬆，雙眼平視微閉，呼吸調勻，靜息一～兩分鐘。

指掐合谷穴

用拇指指尖，按於對側合谷穴，其餘四指置於掌心。適當用力由輕漸重掐壓三十秒～一分鐘。

功效：疏風解表，活絡鎮痛。

按揉下關穴

用雙手中指或食指指腹，放於同側臉部下關穴，適當用力按揉三十秒～一分鐘。

功效：疏風清熱，解痙止痛。

按壓頰車穴

用雙手拇指指腹，放於同側臉部頰車穴，適當用力，由輕漸重按壓三十秒～一分鐘。

功效：解痙止痛，活血消腫。

按揉風池穴

用雙手拇指指尖，分別放在同側風池穴，其餘四指附在頭部兩側，適當用力按揉三十秒～一分鐘。

功效：祛風散寒，提神醒腦。

指掐少海穴

用拇指指尖，放在對側少海穴，適當用力掐三十秒～一分鐘。

功效：祛風散寒，通絡止痛。

按揉陽溪穴

用拇指指腹，放在對側陽溪穴，適當用力掐三十秒～一分鐘。

功效：通腑瀉熱，清熱止痛。

掐牙痛穴

用拇指指尖放在對側牙痛穴，適當用力掐三十秒～一分鐘。

功效：活血止痛，通絡解痙。

揉按臉頰部

用雙手掌掌心，分別放在同側臉頰部，適當用力揉按三十秒～一分鐘，以臉頰部發熱為佳。

功效：活絡散寒，緩痙止痛。

推行間穴

用一手拇指指腹放在對側行間穴，適當用力上下推動三十秒～一分鐘。

功效：消腫止痛，通經活絡。

自我按摩可在疼痛時操作。臉部按摩時，用力可逐漸加重至有痠脹感竄至痛處為佳，以按摩患側臉部為主。肢體按摩可取雙側穴位。平時還應注意口腔衛生。

口臭的經絡按摩法

每一個愛美的人士都希望自己在和別人交談時口氣清新，甚至吐氣如蘭，以給對方留下一個好的印象，尤其對熱戀中的男女來說，這尤為重要。可現實生活中，偏偏就有許多人為口臭所困擾，這令他們的社交生活乃至愛情常陷入尷尬之中。

口臭又稱為口氣，是指口腔內散發出一種難聞的氣味。中醫認為口臭是「胃熱傷津，腸間燥結」造成的。

口臭多是由於口腔疾病引起的，如牙齦炎、牙周病、牙齦出血、牙槽溢膿，大量結石或積垢汙物，或有食物嵌塞，殘留食物經細菌分解發酵後產生的硫化氫和甲硫醇，使pH值到七點二，產生吲哚和氨類，因而產生難聞的臭味。

口臭雖然只是小小的毛病，但也不能小看，它會使一個人（尤其是年輕女性）不敢與別人近距離交往，從而產生自卑心理，影響正常的人際交往、情感交流，令人十分苦惱。

有些人，口臭較重，自己就可以聞到自己的口氣臭穢；而有些人，透過他人的反應，才知道自己口臭。自測口氣的方法：將左右兩手掌合攏並收成封閉的碗狀，包住嘴部及鼻頭處，然後向聚攏的雙掌中呼一口氣後緊接著用鼻吸氣，就可聞到自己口中的氣味如何了。

下面來介紹一些可以治療口臭的經絡療法：

按壓曲池穴

曲池穴在屈肘，肘橫紋外端凹陷中。以拇指強力按壓曲池穴，有降解胃熱的作用，可有效緩解口臭。

按壓上巨虛穴

上巨虛穴在足三里穴下三寸，筋骨之間凹陷中。用拇指以強力按壓，有促進消化功能的作用。

按壓內庭穴

內庭穴在足背，第二、三趾間的縫紋端。內庭穴與曲池穴一樣，用拇指以強力按壓，也有降解胃熱的作用。

打嗝的經絡按摩法

從醫學的角度嚴格來講，打嗝並不是一種疾病。它只是每個人身上都曾發生過的一種生理反射現象。打嗝通常持續一分或兩三分鐘就會平息，但也有持續不停的打嗝叫人承受不了。打嗝帶給人的難受感覺很讓人心煩，而且打嗝現象又非常普遍，是每個人生活中幾乎都會遇到的，下面為大家簡單介紹幾種制止打嗝的方法。

掐按中指

分別用自己的左右手指，用力掐住中指頂部，大約過一～兩分鐘以後，打嗝即可被制止。

掐按內關穴

用手指掐內關穴，此穴位於手腕內側六～七公分處，即第一橫紋下約二橫指的距離，其止打嗝的效果也比較好。

刮眉稜骨

將雙手的拇指壓在兩側太陽穴上，用彎曲的食指側面從眉骨的內側向外側刮，稍稍用力，以微有痠痛感時為佳。

按壓少商穴

在打嗝發作時，用拇指按壓少商穴，使痠痛感持續半分鐘，打嗝即可停止。

暈車的經絡按摩法

很多人出行遊玩時最怕的就是暈車，因沿途顛簸引起的頭暈、頭痛，甚至噁心、嘔吐等症狀，基本上損害了我們的身體和心情。除了提前吃暈動片預防還有沒有別的方法呢？尤其是在吃藥也可能不管用的情況下應該怎麼辦呢？

中醫認為暈車的病因病機為：上下氣機不通，濁氣不降，清氣不升，心肺氣虛。因此，採用穴位按摩可補益心肺氣虛，疏通氣機，通降胃氣。下面幾個穴位便是治療暈車的特效穴位：

內關穴

位於手掌內側手腕處橫紋正中上約二寸的地方，這個穴位通「心」，具有調節中樞神經的功能，按壓內關穴是治暈車最常用的方法。

合谷穴

合谷穴是養生大穴，對於暈車也有很好效果。按壓此穴位可直接作用於胃腸，有非常好的緩解頭暈及噁心嘔吐的作用。

築賓穴

位於腳底脛骨內側，從內腳踝向上約五個指幅處。可在乘坐交通工具前用拇指反覆按壓，本穴是預防暈車的特效穴位。

百會穴

位於頭頂連接兩耳直線與眉間中心直線的交點處。左右拇指按壓此穴，能抑制暈動時的心緒不寧。

天柱穴

位於後頸部髮際的兩條粗肌肉外側的凹陷處。雙手拇指抵壓此穴，也可抑制心神不寧及其他不適症狀。

竅陰穴

位於頭側部兩耳後方，挺直上半身，用力按壓左右穴，對改善暈車症狀很有效。

鳩尾穴

位於身體前中心線之上，臍上七寸，劍突下半寸，最底下肋骨稍下之處。只要一邊吐氣一邊按壓此處六秒鐘，如此重複十次便能調整胃的功能，不再有欲吐的感覺。

足三里

足三里為足陽明胃經上的重點穴位，按摩這個穴位可達到通降胃氣、疏泄濁氣的作用，濁氣降則清氣升，頭暈噁心嘔吐的感覺自然會停止。

第六章　腳底按摩保健康

——保護好你的「第二心臟」

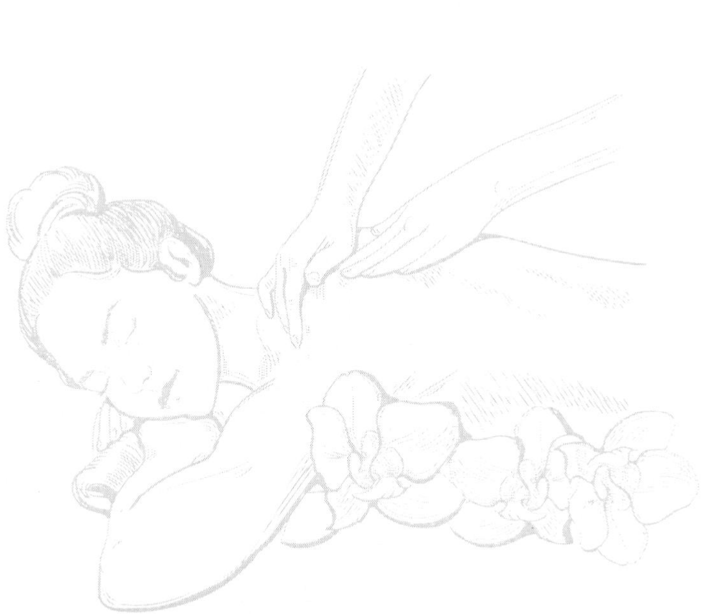

腳底按摩的經絡原理與作用

中醫經絡學認為，人體最重要的十二條經脈和奇經八脈，有十條起止於腳底，雙足又聚集著全身許多的經絡穴位，是臟腑經氣輸注和聚集之處，臟腑的病變往往可以透過經絡反映到腳底，所以足被稱為「人的第二心臟」。當我們按摩腳底反射區時，就會刺激這些穴位，它同血液循環和反射原理一樣，沿經絡循行路線進行傳導，從而達到疏通經絡的作用，中醫認為「痛則不通，不通則痛」，就是這個道理，所以按摩腳底反射區可以達到疏通經絡的作用。

中醫腳底按摩的治療作用是多方面的，而其中以下四點最為明顯。

促進血液循環

人體心臟的跳動促使周身的血液循環，而腳底遠離心臟，靜脈內的血液中有很多的「雜質」，非常容易在腳底沉澱下來，這些沉積物受地球引力的影響，長年累月最後滯留在人體腳底反射區，透過按摩，腳底的溫度升高，血液流速加快，同時腳底的沉積物也會被按摩「碎」，有利於被排泄出體外。

調節肌體的免疫力和抗病功能

當人體某組織器官出現異常現象的時候，在腳底相對應的反射區會出現不同程度的變化，刺激按摩這些反射區時就會有非常明顯的壓痛感，引起一系列的神經調節，激發人體的潛能，調節肌體的免疫力和抗病功能，調節體內某種失衡狀態；同時也可以阻斷原有病理訊息的反射。

疏通經絡的作用

經絡學說認為，人體各臟腑器官在腳底都有相應的反射區。我們的雙足上有很多穴位，當我們按摩腳底反射區時，就會刺激這些穴位，從而達到疏通經絡的作用，提示我們做好預防與治病的準備。

心理治療作用

在幾十分鐘的按摩過程中，患者必須安靜坐下來，把各種負擔放在一邊，將注意力集中在腳底按摩所引起的反應中。這樣可使人緊張的心情放鬆，使心理上得到一個調整的機會。

腳底按摩的重點穴位

腳底是人體之「根」，因為，連接人體五臟六腑的十二條經脈，有一半以上起止於它；腳底有多達六十六個穴位，並有許多與人體內臟、器官相連接的反射區，這其中除了我們曾多次提到的湧泉穴以外，以下九大穴道也是非常重要的。

申脈穴

取穴方法：取定穴位時，可採用仰臥或正坐的姿勢，申脈穴位於人體的足外側部位，腳外踝中央下端一公分凹陷處。

主治疾病：頭痛、眩暈、癲狂、腰腿痠痛、目赤腫痛、失眠、冷感症（怯寒症）等。此穴位為人體足太陽膀胱經上的重要穴位之一。

大敦穴

取穴方法：取穴時，可採用正坐或仰臥的姿勢，大敦穴位於大拇指（靠第二趾一側）甲根邊緣約二公釐處。

主治疾病：目眩、腹痛、肌肋痛、冷感症。除此之外，此穴自古以來亦被視為鎮靜及恢復神智的要穴。此穴位為人體足厥陰肝經上的重要穴位之一。

丘墟穴

取穴方法：取穴時，可採用仰臥的姿勢，丘墟穴位於足外踝的前下方，當趾長伸肌腱的外側凹陷處。

主治疾病：頸項痛、腋下腫、胸肋痛、下肢痿痺、外踝腫痛、瘧疾、疝氣、目赤腫痛、中風偏癱等。此穴為人體足少陽膽經的重要穴位之一。

太衝穴

取穴方法：取穴時，可採用正坐或仰臥的姿勢，太衝穴位於足背側，第一、二趾蹠骨連接部之間凹陷處。

主治疾病：肝臟病、牙痛、眼病、消化系統疾病、呼吸系統疾病、生殖系統疾病。此穴位為人體足厥陰肝經上的重要穴位之一。

崑崙穴

取穴方法：崑崙穴位於人體的腳踝外側，在外踝頂點與腳跟相連線的中央點。（或足外踝後方，當外踝尖與跟腱之間的凹陷處。）

主治疾病：頭痛、腰痛、高血壓、眼疾、冷感症、腹氣上逆、腸結石、下痢等。此穴位為人體足太陽膀胱經上的重要穴位之一。

太白穴

取穴方法：取定穴位時，可採用仰臥或正坐，平放腳底的姿勢，太白穴位於足內側緣，當第一蹠骨小頭後下方凹陷處。

主治疾病：胃痛、腹脹、吐瀉、痢疾等。此穴位為人體足太陰脾經上的重要穴位之一。

臨泣穴

取穴方法：取穴時，可採用仰臥的姿勢，臨泣穴位於足背外側，第四趾、小趾蹠骨夾縫中。

主治疾病：頭痛、腰痛、肌肉痙攣、眼疾、膽囊炎、中風、神經官能症等。此穴位為人體足少陽膽經上的重要穴位之一。

行間穴

取穴方法：取穴時，可採用正坐或仰臥的姿勢，行間穴位於人體的足背側，大拇指、二拇指合縫後方赤白肉分界處凹陷中，稍微靠大拇指邊緣。

主治疾病：宿醉不適、眼部疾病、腿抽筋、夜尿症、肝臟疾病、腹氣上逆、肋間神經痛、月經過多等。此穴位為人體足厥陰肝經上的重要穴位之一。

太溪穴

取穴方法：取穴時，可採用正坐，平放腳底或仰臥的姿勢，太溪穴位於足內側，內踝後方與腳跟骨筋腱之間的凹陷處。

主治疾病：腎臟病、牙痛、喉嚨腫痛、氣喘、支氣管炎、手腳冰涼、女性生理不順、關節炎、精力不濟、手腳無力、風濕痛等。此穴位為人體足少陰腎經上的重要穴位之一。

腳底按摩的操作要求和注意事項

腳底按摩的操作要求有四點：準確的定位、正確的姿勢、適當的力度和足夠的時間。

準確的定位

這是腳底按摩取得滿意療效的首要條件。要求操作者要熟練掌握腳底各個反射區的位置，以及確定位置的體表標誌和方法。

正確的姿勢

包括操作者和受術者的體位。受術者取坐位或半臥位，操作者與受術者相對而坐，把受術者的腳放在身前的小凳上或自己的膝上。操作時還應注意施力手和輔助手的相對姿勢，以方便施力治療。

適當的力度

按摩要有一定的力度。如果力度過小，則起不到治療作用，如果力皮過大使受術者產生劇烈疼痛也沒有必要。力度大並不等於療效好，更不等於舒適。

足夠的時間

根據身體體質或者相應的病症，選擇相應的按摩時間，以保證足夠的刺激量。

腳底按摩的注意事項則有以下幾點：

(1)操作時要保持室溫，不可有風直吹腳底，按摩結束後注意腳底保溫，不要用冷水洗腳。

(2)操作結束半小時內，需飲用溫開水三百~五百毫升。患有嚴重心腎疾病的病人飲水量要適當減少。

(3)按摩時應避開骨骸突起部位，以免損傷骨膜。老年人骨骼變脆，關節僵硬，按摩時不可用力過大。

（4）淋巴、脊椎和尾骨等反射區，一定要朝心臟方向推拿，以利於推動血液和淋巴循環。

（5）在服藥期間採用腳底按摩療法時，若所服用的是鎮靜劑，一般應停服，其他的藥物應遵循醫囑。

腳底按摩的效果並不是越痛越好

腳底按摩越痛越好是錯誤的概念。腳底按摩用力大，不但容易引起被按摩部位內出血，還可能造成組織發炎、化膿，效果也不理想。

這是因為按摩力度的大小和療效有密切的關係，力度太小，達不到有痛感的最小刺激量，則無法達到預期的效果；力度過大，會造成強烈的疼痛和肌肉的損傷、神經的緊張，也可能引起自抑作用或神經麻木，使得按摩所產生的神經傳輸信號無法改變病理反應所發出的紊亂傳輸信號。強忍疼痛會讓交感神經過度興奮，神經長時間繃緊會引起情緒的煩躁不安，效果反而不理想。

那麼正確的腳底按摩方法是什麼呢？一般來說，指壓力度應該在三～五公斤，而且必須根據個人的忍耐度，在個人能承受的最大限度內，取得最好的效果，由輕到重，慢而有規律的嘗試，感覺到安全、舒適才好。有時候需要用到重手法，例如實症用瀉法時，是重而慢的手法，而且要穩，否則痛楚會立即引起「應激反應」，會有冒冷汗、心情煩躁，甚至痙攣的現象發生，還會引起被按摩部位內出血，青紫一片，疼痛難忍，甚至造成骨膜或肌肉組織發炎。

整體來說，腳底按摩的要領需因人而異。操作者必須掌握「病症」，了解病人的病因、病位、病程、病史、疾病的性質、身體狀況等，擬定診治的方法，決定先治標或治本，對象是每一個「人」而不是某一種「病」的治法。虛證應用輕而快的手法；實證用瀉法，是重而慢的手法。一個人病情重，但他的元氣還很充足時，才可以用瀉法。對老弱婦孺絕不可用重手法，因為疼痛會令其受不了，再加上其元氣不足，瀉了之後，會使症狀更嚴重，體力更衰弱。

腳底按摩要因時、因人而異

腳底按摩現在是很多人所認可的養生祛病的方式，它也的確能治療很多的疾病，因為腳是人的根，在根上疏理、疏通的效果當然是最好的。不過，這其中的道理並不只是這麼簡單，做一個比方，按摩腳底就好比我們在冬天開火爐一樣，火爐裡堆了很多的木炭，塞得太緊實了，火就不容易燒得旺、燒得透。可是，只要在火爐底下捅一捅，讓其稍有一些空隙、鬆動，整個火爐的火就會一下子旺起來。相反，如果火爐已經燒得很旺了，你還在反覆捅火爐，那麼，結果只能是大量消耗木炭，浪費能源，而且時間一長，架得太空了，火爐的火沒了底氣，燃燒的速度就會慢下來，甚至還會有熄滅的情況。

腳底按摩的道理也是如此。很多人在剛開始做的時候，感覺效果非常明顯，就是因為它的確非常有效疏通了經絡。可如果經常性頻繁做腳底按摩，尤其是去做足療，人反倒容易疲勞和容易生病了，特別是在冬天，「冬天養藏」，是人體儲存能量的季節，這時如果還在做腳底按摩，還在不斷「捅火爐」，大量消耗自身的能源，可想而知，身體必定會越來越虛弱。

不可否認，腳底按摩的確是一個非常好的治病保健的方法，只要我們正確運用，就一定能養生祛病。但如果太頻繁、不分季節、不分體質地隨時都在用，效果往往會適得其反。

整體來說，在冬季盡量不做或少做腳底按摩。如果非要做，半個月一次就足夠了。做腳底按摩的同時，補血、補腎的食療必須跟上。身體虛弱的人最好少做，如果要做的話，不要做全足按摩，只要針對身體出現的不適之處，選擇一兩個反射區，對症按摩就可以了，而且按摩的時間不要太長，幾分鐘就行了。

熱水洗腳也是一種很好的腳底按摩方式

古代人們很早就已經十分重視對雙足的鍛鍊和保養了，這種鍛鍊和保養一直流傳下來，民間流傳的健康諺語「熱水洗腳，勝吃補藥」就是對這一認識的總結，可以說它是一種最簡單實用的「足療」。中醫保健理論中關於「一年四季沐足：春天洗腳，開陽固脫；夏天洗腳，暑理可祛；秋天洗腳，肺潤腸濡；冬天洗腳，丹田濕灼」的記載，正是對足浴功能的形象概括。

中醫學認為腳底是人體經絡的彙集之處，其中足少陰腎經位於腳底，腎是人的根本，控制人的生長、發育、衰老，雙腳離心臟最遠，血液供應少而慢，而且腳部脂肪層薄，保溫能力相對較差，所以腳最易受寒。

堅持熱水洗腳，可刺激腳上的穴位，以舒經活絡、頤養臟腑、益智補腦和延年益壽。

雙腳寒冷會反射性的引起上呼吸道功能異常和其他臟器的不良反應，降低人體抵抗力。這時候病菌就會乘虛而入，現代醫學認為，腳與人體，特別是呼吸道的健康密切相關。腳部受涼時，上呼吸道黏膜的微血管就會發生收縮，使黏膜的抵抗力下降，潛伏在鼻咽部的病毒和細菌便會乘虛而入，引起上呼吸道感染、氣管炎和肺炎等疾病。

人體的腳底穴位很集中，如果能在睡前用熱水洗個腳，既乾淨衛生，又可以解除疲勞，還能達到防病治病的作用。腳在人體最下部，屬人體末梢，在熱水的浸泡下，腳底的血管擴張，血液流動加快，從而增加了下肢營養的供應。所以冬季堅持用熱水洗腳，對凍瘡有一定的預防作用。患有失眠症和腳底靜脈曲張的人，每晚用熱水洗腳，能減輕症狀，非常有利於睡眠。需要注意的是，洗腳水不能太燙，冬季以不超過四十五度為宜，夏季則可控制在五十度左右。

腳底是經絡集中的地方，在用熱水洗腳時，可以不斷用手按壓腳心的湧泉穴，腳上經脈一通，能促進氣血運行和新陳代謝，加快下肢血液循環，消除下肢沉重感和全身的疲勞，既能促進睡眠，又可以袪病強身。

針對不同的情況，熱水洗腳也有著不同的方法和注意事項。

患有頭痛的人雙腳在四十度左右的熱水中泡十～二十分鐘後，頭痛就會明顯緩解。這是因為熱水使雙腳血管擴張，促進血液的全身流動。血液從頭部流向腳部，可相對減少腦充血，從而緩解頭痛。

用熱水洗腳對減輕感冒發燒引起的頭痛也有效。用熱水洗腳時，不斷用手按壓腳心的湧泉穴和大腳趾後方足背偏外側的太衝穴，還有助於降低血壓。

熱水洗腳可以按如下的順序進行：

準備一盆熱水，然後把腳泡在水裡，先清潔皮膚表面，這裡要注意水溫最好能控制在四十度，這樣有助血液循環。然後把食鹽放入洗腳水裡，鹽水有助腳部皮膚細胞活躍。接下來做腿部護理工作，加入熱水，讓水溫略微燙手，將一條毛巾完全浸泡在熱水中，然後擰乾毛巾，把熱毛巾敷在腿上，這樣熱敷大約十分鐘。然後再用食鹽擦拭雙腿。把鹽沾在手上，由下往上反覆畫圈擦拭，然後可以配合腿部按摩，在外膝眼下方六～七公分處找到足三里穴，輕輕揉一揉，每天堅持按摩二十分鐘，能很快去除腿部的寒氣，再配合熱毛巾熱敷，對緩解腿部疼痛很有好處。最後用熱水洗去腿部的鹽分，擦乾腿部水分，塗一些保濕的護膚品即可。這個過程能促進腿部血液循環，燃燒腿部脂肪，既有治療的作用又有瘦腿的功效，可謂一舉兩得。

了解腳底反射區：找準反射區，按摩才有效

腎臟反射區：位於雙足腳掌距腳趾約三分之一中央凹處。在通常情況下，此區不參與腳底的運動。按摩此部位能使腎臟的血液循環增加，提高工作效率。按摩後，在一週～六週內尿液顏色變黃、黃褐或紅褐色，並帶明顯惡臭味。

膀胱反射區：膀胱反射區位於足的內面，正好在足跟前內側下部。

輸尿管反射區：位於雙足掌自腎臟反射區至膀胱反射區之間的線狀區域。

胃反射區：位於足弓的前部，相當於拇趾大小。雙足均有，胃的一半反射區在右足，另一半在左足。

十二指腸反射區：位於雙腳掌第一後足骨與第一楔狀骨關節的前方。

肝臟反射區：位於右足掌第四蹠骨與第五蹠骨區，在肺反射區的下方。

膽囊反射區：在右足，在肝的反射區內。

胰臟反射區：位於雙足掌，胃與十二指腸反射區的交接處，有如扁豆狀。

小腸反射區：位於雙足掌心凹陷區域。

盲腸反射區：位於右足掌跟骨前緣靠近外側，與小腸上行結腸連接。

升結腸、橫結腸、乙狀結腸反射區：右足的反射區是升結腸和橫結腸的前半段，左足的反射區是橫結腸的後半段以及乙狀結腸。

肛門反射區：位於左足掌跟骨前緣直腸反射區的末端。

心反射區：在左足掌第四蹠骨與第五蹠骨間，在肺反射區下方。

腦（頭部）反射區：位於雙足拇趾，頭的右半球反射區在左足，頭的左半球反射區在右足。

腹腔神經反射區：在雙足掌中心，分布在胃的反射區附近。

淋巴腺反射區：上身淋巴腺的反射區在雙足外側踝骨前略凹陷處。下身淋巴腺反射區在雙足內側踝骨前略凹的區域。胸淋巴腺反射區位於雙足的第一和第二蹠骨之間。

脾臟反射區：在左足，位於心臟反射區之下。

腦垂體反射區：位於左、右足拇趾底正中。

腎上腺反射區：在腎臟反射區之上，位於足掌部所形成的人字形交叉點下方，右腎上腺反射區在左足，右側者在左足。

甲狀腺反射區：在腳底第一和第二蹠骨之間。

喉反射區：在足背拇趾根部和第二足趾連接處。

眼反射區：位於腳底肉球處至第二、三足趾的下半部，右眼反射區在左足，左眼反射區在右足。

耳反射區：位於腳底肉球上部至第四、第五足趾的下半部，右耳在左足，左耳在右足。

肩關節反射區：位於腳底緊靠第五趾跟，第四與第五蹠骨間的肉球部。

膝關節反射區：在兩足外側的凹陷處。

小腦和腦幹反射區：位於兩足拇趾趾腹根部，左半側小腦及腦幹反射區在左足，右邊反射區在右足。

如何透過腳底按摩防治常見病

感冒

按摩脾、胃、肺、腎、咽喉、鼻子、上身淋巴結反射區各三分~五分鐘，以被按摩的部位產生痠痛為度，可以很快治好感冒。

神經性頭痛

每天按摩小腦、腦幹、三叉神經、頸項、心臟、腎、腹腔神經叢反射區各三分~五分鐘，若加按頭部太陽穴、風池穴，效果更好。

食慾不振

按摩脾、胃、十二指腸、胰腺、腎、腹腔神經叢反射區各三分~五分鐘，配合推腹，飲食宜清淡。

消化不良

按摩胃、十二指腸、小腸、腹腔神經叢反射區各三分~五分鐘，再配合推腹法，治療效果快且好。

氣管炎

每天按摩氣管、咽喉、肺、脾、腎上腺反射區各三分～五分鐘，以按摩的部位產生痠痛為度。平時注意保暖，預防感冒，忌食辛辣刺激的食品。

支氣管氣喘

每天按摩肺、支氣管、心臟、橫膈膜、上身淋巴結、胸淋巴腺、腎、腎上腺、膀胱、腹腔神經叢各三分～五分鐘，堅持足療可使支氣管氣喘不再復發。

胃炎

每天按摩脾、胃、十二指腸、小腸、胰腺、腹腔神經叢反射區各三分～五分鐘，再配合敲胃經，效果更好。

腹瀉

按摩升結腸、橫結腸、降結腸、大腸、小腸、脾反射區各三分～五分鐘，以按摩的部位產生痠痛為度，很快痊癒。

便祕

按摩橫結腸、降結腸、乙狀結腸及直腸、肛門、脾、胃反射區各三分～五分鐘。配合敲帶脈，第二天即可見效。

痔瘡

每天按摩乙狀結腸、小腸、直腸、肛門反射區各三分～五分鐘，可免除服藥或手術之苦。

腰痛

每天按摩腰椎、腰痛點、腰骨、心臟、腎、坐骨神經反射區各三分～五分鐘，兩週之內病情就會明顯好轉。

頸椎病

每天按摩肩、肩胛骨、斜方肌、頸項、頸椎反射區各三分～五分鐘。還可配合肩部刮痧或按摩，治療效果更好。

坐骨神經痛

按摩坐骨神經、腰椎、髖關節反射區各三分～五分鐘。注意保暖、適度運動。

鼻竇炎

每天按摩鼻子、額竇、肺、支氣管、咽喉、上身淋巴結、扁桃腺、腎、胃反射區各三分～五分鐘。平時注意保暖，預防感冒。

慢性鼻炎

每天按摩鼻、額竇、肺、支氣管、咽喉、上身淋巴結、扁桃腺、腎、膀胱、腹腔神經叢各三分～五分鐘。平時注意預防感冒。

慢性咽炎

按摩咽喉、氣管、肺、脾、腎、扁桃腺、上身淋巴結反射區各三分～五分鐘。

濕疹

按摩脾、肺、胃、膽、甲狀旁腺、腎、腎上腺、膀胱反射區各三分～五分鐘。

女性美體祛病的腳底按摩法

（1）減肥：每天按摩腹腔神經叢、腎、輸尿管、膀胱、腦垂體、甲狀腺、脾、心臟反射區各三分～五分鐘，減肥就可以變成一件輕鬆愉快的事。

（2）乳房保養：每天按摩胸部乳房、胸淋巴腺、腎、輸尿管、腎上腺、膀胱、腦垂體、甲狀腺、甲狀旁腺、扁桃腺反射區各三分～五分鐘。再結合熱敷胸部、乳腺按摩等方法，可以很好的保護乳房。

（3）急性乳腺炎：每天按摩胸部乳房、脾、上身淋巴結、胸淋巴腺、下身淋巴結、腹腔神經叢、腎、腎上腺、膀胱反射區各三分～五分鐘。再結合熱敷胸部、乳腺按摩等方法，很快可以痊癒。

（4）陰道炎：每天按摩腎、膀胱、陰道、輸卵管、子宮、卵巢、下身淋巴結反射區各三分～五分鐘。堅持兩週，不適就能明顯減輕。

（5）盆腔炎：每天按摩腎、膀胱、輸尿管、子宮、卵巢、腦垂體、甲狀腺反射區各三分～五分鐘。堅持腳底按摩來治療這種遷延不癒的疾病，比吃多種藥物都有效。

（6）月經不調：按摩腎、子宮、卵巢、輸尿管、膀胱、腹腔神經叢、腦垂體、腦幹、大腦反射區各三分～五分鐘。經前一週還可以配合服用逍遙丸。

（7）痛經：按摩大腦、腎、輸尿管、子宮、卵巢、腎上腺、膀胱、腹腔神經叢各三分～五分鐘。經前一週開始按摩，每日一次，堅持到月經結束。

（8）更年期症候群：每天按摩大腦、小腦、腦垂體、子宮、卵巢、腹腔神經叢、上身淋巴結各三分～五分鐘，更年期的各種不適就可以漸漸減輕，甚至消除。

哪些人不宜做足療

提到足療，已經被現代人廣為知曉。累了、閒了，去足療店享受一把腳底按摩是時下許多人都會選擇的放鬆方式。

但是，足療並不是人人能做的，中醫學認為，以下七類人不宜輕易做足療：

（1）婦女妊娠期間和月經期間。

（2）腳底皮膚有皮膚病，如皮膚上的膿瘡、潰瘍等。

（3）腳底有新鮮或未癒合的傷口，或腳部骨折。

（4）有出血性或出血傾向的疾病，如尿血、嘔血、便血等，或白血病、血小板減少等病。

（5）病人患有重度心臟病如出現心力衰竭者，腎臟病如出現腎功能衰竭者，或心腦等疾病如冠心病、高血壓，特別是二期、三期高血壓，做足療會引起對心腦系統的危害。

(6)極度虛弱者、精神極度緊張者、皮膚高度敏感者、精神病患者，尤其是處於興奮和狂躁狀態時，不宜做足療。

(7)各種急、慢性傳染病如活動性肺結核、消化系統的感染等疾病，嚴重的感染性疾病做足療會對身體健康造成很大的威脅。

第七章　經絡是女人最好的美容藥

——按摩經絡，永保美麗容顏

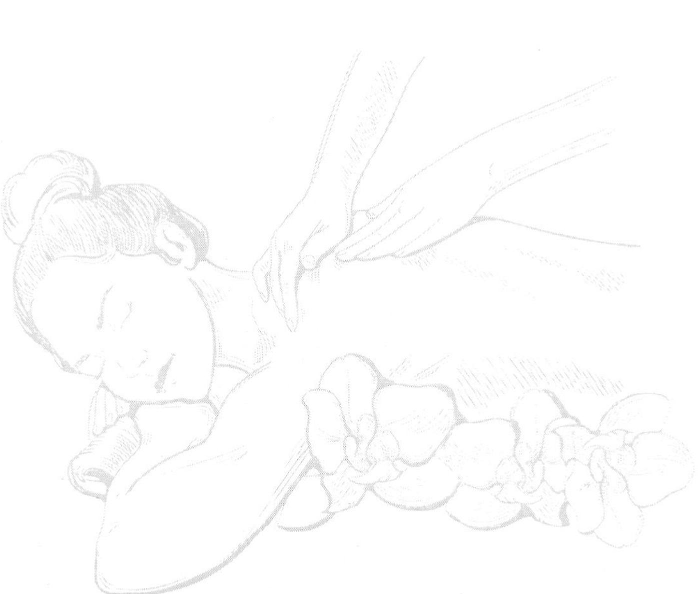

經絡美容的基本原則

經絡美容不是一件簡單的事情，首先要選擇好局部取穴、鄰近取穴、遠道取穴所用的穴位和部位；其次，要確定好所用的手法，手法的正確與否極大程度的影響著經絡美容的效果。那麼，這裡面是否有什麼規律可循呢？一般而言，在操作時須注意以下這些方面：

自上而下，先左後右

有時候，需要按摩的部位和穴位往往比較多，有頭臉部的，也有胸腹部的，還有上肢或下肢的，制定好按摩順序既可使按摩者忙而不亂，不至於遺漏該按摩的部位和穴位，又可使被按摩者能很快適應，而且感覺舒適，不至於因為被按摩者「東抓一下，西捏一下」而引起不愉快。按摩順序一般可採取頭面——胸腹——肩背——腰骶——上肢——下肢的順序。從頭面而言，先按摩局部穴位，再按摩鄰近穴位，按照自上而下，先左後右，從前到後的按摩原則循序漸進的進行按摩。當然，按摩時可以根據具體情況作相應的調整。如無胸腹部的穴位，則可直接按摩肩背部的穴位。也可先按摩上肢或下肢，再按摩胸腹部或其他部位。總之，「有序」才是關鍵。

用力先輕後重

按摩時用力要先輕後重。先輕，是為了有個適應的過程，同時可以觀察自身的忍受力；後重，是為了取得「得氣」的感覺，以確保按摩的效果。先輕後重，可以根據身體的反應，隨時調整按摩的強度和手法。

這裡需要說明一下，所謂「得氣」，是中醫經絡學的術語，是指當按摩穴位時產生的特殊感覺和反應，得氣的標誌是身體有痠、麻、脹、重的感覺，有時還可以出現涼、熱、癢、觸電、蟻行、水波等感覺，如果是為另一方進行按摩，則按摩者的手下有沉、緊、澀、滯的感覺。

移動宜慢不宜快

移動慢則手法柔和，力度容易均勻。若移動太快，手法勢必生硬粗暴，輕則不能耐受，重則會產生不良反應，所以古代醫學家告誡說：「法也不可亂施，若元氣素弱，一旦被傷，勢已難支，設手法再誤，則萬難挽回矣，此所以尤當審慎者也。」

頭面穴位用力宜輕

頭臉部肌肉薄弱，且感覺比較敏感，用力宜輕，而四肢、腰臀部肌肉豐厚，而且必須深按、重按，方能「得氣」，所以用力須稍重。當然，頭面用力宜輕的前提也是必須「得氣」，否則用力太輕，無法「得氣」，那就勞而無功了。

胖人用力略重

胖人皮下脂肪層較厚，對壓力有緩衝的作用，相對來說，用力可略重一些。當然，胖人中經絡特別敏感的人又當區別對待，總之，以「得氣」為要。

手法決定力度

採取何種手法與所需的力度有關。物理中就已經學過，壓力與著力的面積成反比，也就是說，相同的壓力，著力的面積小，則刺激強度大；著力的面積大，則刺激強度反而小。如按法、揉法，所用的力度較大，但產生的刺激強度並不大。而掐法、點法，所用的力度並不大，但產生的刺激卻非常強烈。即使是同一手法，如按法中的掌按法與指按法，揉法中的掌揉法與指揉法，所用的力度和所產生的刺激強度都會有所不同。

手宜溫暖、清潔

按摩前先將雙手用溫水洗淨，以使雙手清潔、溫暖。如雙手已經清潔，也可將雙手相合，快速搓動發熱，使雙手溫暖。尤其是在冬天，尤其要注意雙手的溫暖，以免被按摩者突然受到冷手的刺激而引起反感。

在每一次按摩結束後均應洗手，以防止交叉感染。

早晚按摩四穴位，助你袪除小痘痘

美麗無瑕的肌膚是每一個愛美女子都渴望擁有的，而臉上長小痘痘卻讓其煩惱不已。從醫學的角度講，痘痘其實是一種毒，是人體積聚的眾多毒素在臉部皮膚上的一種表現。其實袪痘並不是一件難事，只要每天早晚堅持幾分鐘按摩相應的穴位就可以還你一個美麗乾淨的臉部。

下面給大家介紹一下具體操作的方法：

早上按摩：天樞穴、內庭穴

穴位的具體位置：天樞穴在肚臍左右自己兩個大拇指寬度的地方；內庭穴在兩腳背上第二與第三趾結合地方的頂端。

具體按摩方法：早上起來，先用大拇指點按內庭穴兩分鐘，再按揉天樞穴兩分鐘。飯後半小時以後，再按揉天樞穴一～兩分鐘。這種按摩的方式每天都可以使用。

晚上按摩：氣海穴、太衝穴

穴位具體位置：氣海穴在肚臍正中向下一點五寸；太衝穴在腳背大拇趾與第二趾結合地方的頂端。

具體按摩方法：每天睡覺前先用指頭點按氣海穴兩分鐘；之後按揉太衝穴兩分鐘，心情不好時，太衝穴可以延長刺激四～五分鐘。

最後需要提醒的是，臉上長痘痘的女性要少吃油膩的東西，每天保持愉快的心情。

經絡按摩讓女人「挺」起來

乳房是成熟女子的第二性徵，豐滿的胸部是構成女性曲線美的重要部分。女性的乳房以豐盈而有彈性、兩側對稱、大小適中為健美。豐乳隆乳是指豐滿婦女的乳房及增加胸部肌肉的健美。利用中醫經絡按摩的方法也可達到豐乳隆胸的效果。

人體細胞的活化及所需的營養，依賴於血液之運行，而血液之生成則有賴於氣，所以要想身體健康，氣血之循環就要正常。倘若氣血在經絡間滯留不通，就一定會影響相關部位的機能。

按摩胸部穴道的主要目的就在於打通乳房經脈，使其氣血運行正常，供給乳房所需的營養，同時，按摩胸部穴道還可促進胸部經脈的氣、血及淋巴液的循環，並刺激到神經的傳導，使體質得到改善。

此外，按摩胸部穴道還帶有「預警」的意味：按摩胸部穴道時若產生陣陣刺痛，則表示那一條經絡氣脈不通。如果稍加碰觸穴道點就異常刺痛，且冷汗直冒時，則千萬疏忽不得，因為這可能是病兆的反射，需要盡快就醫檢查及保養治療。

尋找胸部穴道的方法

當手指觸壓到胸部穴道點時，會感覺特別柔軟，彷彿裡面有個凹洞。

順著手指，注力到穴道點，會產生輕微痠麻的反應，感覺較敏銳的人甚至會覺得指壓處有輕微的溫熱。

按摩胸部穴道的方法

先找到所要按摩的穴道點。

以拇指內側指關節壓住穴道點，並用輕力往下壓。

往下壓的同時，心中默數一、二、三、四、五、六，數到六時，指力應當已經深入穴道點。

稍稍停留二～三秒，然後數五、四、三、二、一，漸漸全部鬆開，拇指仍停留在穴道點上二～三秒，接著重複指壓的動作。

如何按摩胸部

（1）直推乳房。先用右手掌面在左側乳房上方著力，均勻柔和的向下直推至乳房根部，再向上沿原路線推回，反覆二十～五十次。再換左手按摩右乳房。

（2）側推乳房。用左手掌根和掌面自胸正中著力，橫向推按右側乳房至腋下，返回時五指面連同乳房組織回帶，反覆推二十～五十次。再換右手按摩左乳房。

（3）撫推乳房。右手托扶右側乳房的底部，左手放在右乳房上部與右手相對，兩手相向向乳頭推摩二十～五十次，然後左右交替。若乳頭下陷，可在按摩同時用手指將乳頭向外牽拉數次。

發育期如何按摩胸部

如果乳房尚處於發育期，透過長期堅持按摩，結合均衡營養適當鍛鍊，可在一定程度上促進乳房發育。

第一步：雙手四指併攏，用指肚由乳頭向四周呈放射狀輕輕按摩乳房一分鐘；在操作時動作要輕柔，不可用力過重。

第二步：用左手掌從右鎖骨下向下推摩至乳根部，再向上推摩返回至鎖骨下；共做三個往返，然後換右手推摩左側乳房。

第三步：用右手掌從胸骨處向左推左側乳房直至腋下，再返回至胸骨處；共做三次，然後換左手推右側乳房。

最後，在做好胸部按摩的同時，還要注意日常護理：

（1）加強鍛鍊，尤其是胸部肌肉的鍛鍊。

（2）選擇合適的胸罩，過鬆會使乳房下垂，過緊則影響乳房的血液循環。

（3）注意飲食營養，飲食合理才會有豐滿健美的乳房。

按摩腹部讓你擁有纖纖細腰

當女性的腰線漸漸消失時，女人味也就蕩然無存。其實，不用擔心沒有時間去運動，也沒有必要餓著肚子去節食，只需要掌握簡單的腰部按摩，就能幫你腰部減肥，讓你快速瘦腰，成為細腰美女。

按摩腹部是一種非常好的經絡瘦身法，它不僅能消除脂肪，還可以強身健體，對消化系統、神經系統等的多種疾病都有輔助治療的效果。

按摩腹部的手法主要有以下兩種：

手法一：拇指疊按法

將兩個拇指上下重疊，在腹部及相關穴位按壓，按壓的輕重應以手指感覺到脈搏跳動，且被按摩的部位不感覺疼痛為最合適。

手法二：波浪推壓法

兩手手指併攏，自然伸直，一隻手掌放在另一隻手掌背上，右手在下，左手在上。在下的那隻手掌和手指平貼腹部，用力向前推按，然後在上的手掌用力向後壓，一推一回，由上而下慢慢移動，好像水中的浪花，故而得名。

除了這兩種手法外，不用雙手，以身體的運動和摩擦也可以達到按摩腹部的效果，在按摩的同時使身體得到適度運動，具體步驟如下：

第一步：俯臥在地上，兩腿分開，放鬆身體，兩肘張開，兩隻手輕輕疊合放在下巴下，注意要放鬆，不要用力。

第二部：全身保持鬆弛狀態，讓腹部緊緊貼在地板上，以肚臍為中心分別向左右揉搓再上下揉搓各十次。

第三步：腳跟立起，腳尖用力，使大腿懸空。按縱方向揉搓肚臍。上下左右各做十次。

功效：可以改善腹部血液循環，增強胃腸的消化吸收功能。減少腹部多餘的脂肪。堅持對腹部特殊的穴位並配合經絡走勢施以按摩，再加上時常進行的運動式按摩，愛美的你自然就可以擁有健美誘人的腹部了。

七步按摩讓女人留住一頭烏黑秀髮

每個愛美的女人都希望擁有一頭烏黑亮麗的秀髮。

在正常情況下，一個人每天都有頭髮脫落，同時又有新的頭髮在生長，脫落和生長的頭髮數量大致相等。如果新生的頭髮生長數量少於脫落的頭髮，就會使頭髮的新陳代謝失去平衡，出現頭髮逐漸稀少甚至禿頭的現象。

愛美的女性，如果出現這種情況該怎麼辦呢？求醫問藥當然是最好的選擇，但是，如果能掌握一定的經絡療法，也可達到非常積極的作用。針對上述這種現象，應該採取怎樣的經絡療法呢？

第一步：將手指合攏，指尖輕輕按在太陽穴上，以順時針方向打圈六次；再以逆時針方向打圈六次。

第二步：將雙手並放在額頭上，以排列整齊的手指指腹，從眉心中線開始按壓，到額頭中線、頭頂中線、頭頂中央和枕後髮際凹陷處風池穴。

第三步：將雙手並放在額頭上，以排列整齊的手指指腹，從眉心中線開始輕輕的往兩側按壓，一直到達太陽穴為止。此動作重複做六次。

第四步：以雙手四指指腹，從後腦枕骨開始，用輕而深的向上螺旋動作按摩頭皮，逐漸往上走，一直到按摩完整個頭皮為止。直到感覺頭皮已經放鬆、消除緊張感即可。

第五步：將兩手蓋住兩耳，手指放在腦後，左右兩手的手指要盡量靠攏，接著用四指像鋼琴一樣彈打後腦勺，心裡默數三十六下。

第六步：接著，將雙手張開手指插入頭髮裡，盡量貼著頭皮，接著用力將手掌緊閉握拳，拉撐頭髮。持續這個動作直到整個頭皮都拉撐過了為止。

第七部：最後，做個「梳發」動作。方法是將雙手十指微屈，由前額髮際將頭髮梳往腦後，一面梳理頭髮一面摩擦頭皮。重複此動作至少十次。

除了以上的經絡美容法之外，在日常生活中，女性還應該多吃蔬菜、大豆和粗糧，這三樣食物含有秀髮最需要的兩種營養素：維生素與蛋白質。蔬菜中富含的纖維素能夠促使腸道快速排除體內廢物，降低血液裡的營養及更少的刺激。粗糧中維生素B6也具有保護頭髮，減緩毛囊衰老、退化的作用。相反，辛辣美味滿足了食慾卻害苦了秀髮，愛美食的女性偶爾打一次牙祭沒有關係，但絕不可有酗鹹嗜辣的不良飲食習慣。

按摩環跳和八髎讓你擁有完美臀部

女人最優美的身體線條應該就是腰身到臀部的曲線了，擁有渾圓而富有彈性的臀部是魅力女人的標誌之一。那麼，如何以經絡按摩的方式，來塑造完美的臀線呢？

最主要的就是按摩膀胱經的八髎穴與膽經的環跳穴。

八髎穴位於背部腰椎以下、尾骨以上的「薦穴」骨孔上，顧名思義共有八個穴道。環跳穴則左右各一，各位於兩側臀部的正中間，這兩個穴道針對大而扁的臀部特別有效。由於穴位位於人體背部，所以需要另一人來協助按摩，按摩時以指力緩緩下壓，停三秒後再放鬆力量，每一個穴位重複八次左右，特別要注意按摩的同時必須達到痠、麻、脹、痛、熱的感覺，才會達到效果。

而如果要改善臀部下垂的問題，則需要按摩另外一個很重要的穴道——承扶。此穴道兩邊各有一個，位置在兩片臀部臀線底端橫紋的正中央。按摩承扶不但有疏經活絡的作用，且還能刺激臀大肌的收縮，經由專家指壓五分鐘後，就會有輕微抬高臀部的感覺，特別要注意的是指壓承扶時要分兩段出力，首先垂直壓到穴道點，接著指力往上鉤起，才能充分達到效果。此穴道還可治療痔瘡、坐骨神經痛、便祕等疾病。

此外，你也可利用一個容易身體力行又省錢的運動法，來使你的臀線更加迷人，就是「踮腳尖」。首先，身體立正，雙腳併攏。然後，邊吸氣邊踮腳尖，意志力集中在大拇指與第二趾，腳跟踮起至離地約一個半至兩個拳頭的距離，肛門縮緊。最後，吐氣，慢慢將腳跟放下，肛門隨之放鬆。重複踮腳至放下腳跟的動作八次。「踮腳尖」可以刺激腳底的湧泉穴，平日在家看電視時即可做。這個穴道攸關腎機能與女性荷爾蒙的分泌，對第二性徵的完整發育相當有幫助，剛練習時可從二～三分鐘開始，習慣的話，每次可做十五分鐘。

如何用經絡按摩法袪除討厭的色斑

各種色斑總是讓女人苦惱不已。試想，美麗白嫩的肌膚上總是有些難看的斑點長在上面，愛美的女人怎麼能容忍呢？

可是，色斑對很多女人來說，又往往難以避免。

長斑了，怎麼辦？吃袪斑產品，怕會反彈，用袪斑食療，又感覺太麻煩了，可是斑點又布滿了整張臉，實在是煩死了，有沒有不用吃藥也不用吃袪斑食物，卻能袪斑的方法呢？

答案是：有。那就是經絡療法。

色斑產生的原因不同，經絡袪斑所取的穴位也就不同。

內分泌紊亂者

（1）按摩足太陽膀胱經，由足跟外上行，由上而下刺激五遍。在肝俞、心俞、腎俞、脾俞、三焦俞等穴位稍停片刻按揉之。

（2）食指按壓足小趾爪甲外束骨穴。每秒按一次，共按五～十次。
（3）在腰背中線督脈部位，由上而下推拿五遍，再以脊柱為中線，用手掌分別向左右兩旁推擦十遍以上。

肝氣鬱結

（1）用指腹沿頰車、地倉、迎香、太陽、耳前等穴做輕快的揉動式指壓五～十遍。
（2）用食指按揉四白穴，四白穴又叫「美白穴」或者「養顏穴」，按壓這個穴位，有明顯的祛斑作用，美白的效果也非常不錯。
（3）用雙手拇指按揉位於雙膝內側的血海穴二十～三十次。
（4）沿足厥陰肝經，由下而上地用手掌柔和的按摩五遍以上。

腎氣虛弱

（1）沿足少陰腎經，用手掌或毛刷由上而下做輕微的摩擦五遍。
（2）用拇指指端按揉三陰交穴二十次。
（3）從脊背中線由上而下推擦五遍。並在大椎、命門穴處稍用力按揉。

除了以上的經絡療法外，要祛斑還要注意日常護理。

（1）注意飲食，應多吃蔬菜水果，補充維生素C，少食辛辣油膩以及刺激性強的食物。
（2）不宜濫用化妝品，或外抹刺激性強的藥品。
（3）保持心情舒暢，避免不良刺激。
（4）避免日光曝晒，外出時應打傘或帶寬邊遮陽帽。

簡單指壓法使你的臉部肌膚保持彈性與活力

彈性與活力，是健康美麗的臉龐兩個十分重要的標準。如果肌膚失去彈性與活力，那麼，即便是年輕的臉頰也會浮現濃重的衰老跡象。要如何才能保持肌膚的彈性呢？不妨嘗試一下經絡指壓法，這種方法具有促進臉部血液循環，使血色變得更加清淨的奇異功效。此外，它還可以刺激腦神經系統，使人體得到身心雙重放鬆，減輕壓力。

經絡指壓法的具體步驟如下：

第一步：用中指輕輕按壓眉毛裡側。可緩解眼皮紅腫，增強視力。

第二步：按壓眉毛尾和眼角延長線的交點。具有預防眼部腫脹、眼角下垂、魚尾紋，促進血液循環的療效。

第三步：輕輕握拳，用食指側面從裡向外擠壓眼睛下部。可以預防眼睛下部的皺紋、眼袋的出現。

第四步：同樣用食指從裡向外擠壓眼瞼。可以預防眼瞼的下垂。

第五步：再次按壓眉毛尾和眼角延長線的交點。

第六步：用手掌輕輕按壓下頷兩側。

第七步：用手從下到上輕輕按壓下頷至前額。

第八步：按壓眉毛尾部和顴骨的交叉點。

第九步：頭部稍稍抬起，按壓下頷底部凹陷的部位。

第十步：用拇指托住下頷緩緩向上抬起。

第十一步：用手指輕輕撫摸下頷關節兩側。有助於促進血液循環，預防下頷關節變大，對關節的健康也有益處。

第八章　告別亞健康

——白領一族的實用經絡養生祕訣

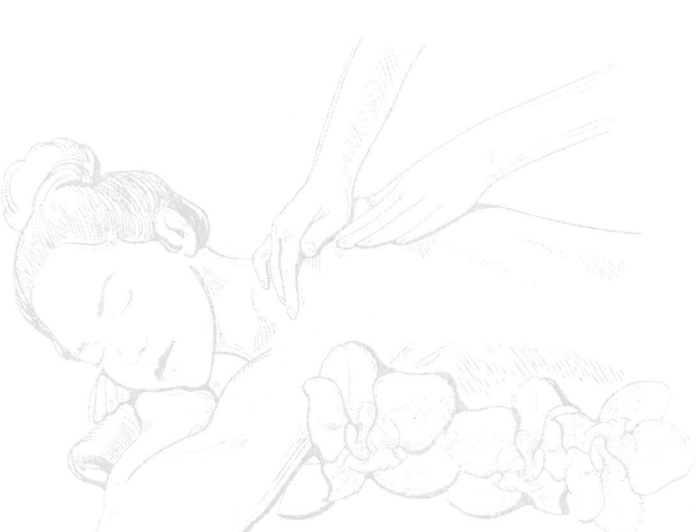

什麼是亞健康

亞健康這個詞對於現代人來說，是極為熟悉的。按照科學的說法，亞健康是「介於健康與疾病之間的一種生理功能低下的狀態」。實際上就是我們常說的「慢性疲勞症候群」。因為其表現複雜多樣，現在國際上還沒有一個具體的標準化診斷參數。亞健康狀態是很多疾病的前期徵兆，如肝炎、心腦血管疾病、代謝性疾病等。亞健康人群普遍存在五高一低，即高負荷（心理和體力）、高血壓、高血脂、高血糖、高體重、免疫功能低。

深究之，亞健康其實是個大概念，包含著前後銜接的幾個階段：其中，與健康緊緊相鄰的可稱作「輕度心身失調」，它常以疲勞、失眠、胃口差、情緒不穩定等為主症，但是這些失調容易恢復，恢復了則與健康人並無不同。它約占人群的百分之二十五~百分之二十八。

這種失調若持續發展，可進入「潛臨床」狀態，此時，已呈現出發展成某些疾病的高危傾向，潛伏著向某病發展的高度可能。在人群中，處於這類狀態的超過三分之一，且在四十歲以上的人群中比例陡增。他們的表現比較複雜，可為慢性疲勞或持續的心身失調，包括前述的各種症狀持續二個月以上，且常伴有慢性咽痛、反覆感冒、精力不支等。也有專家將其複雜的表現歸納為三種減退：活力減退、反應能力減退和適應能力減退。從臨床檢測來看，城市裡的這類群體比較集中的表現為三高一低傾向，即存在著接近臨界水準的高血脂、高血糖、高血黏度和免疫功能偏低。

另有至少超過百分之十的人介於潛臨床和疾病之間的，可稱作「前臨床」狀態，指已經有了病變，但症狀還不明顯或還沒引起足夠重視，或未求診斷，或即便醫生作了檢查，一時尚未查出。嚴格的說，最後一類已不屬亞健康，而是有病的不健康狀態，只是有待於明確診斷而已。因此，扣除這部分人群，也有不少研究者認為亞健康者約占人口的百分之六十。

大量醫學研究表明，現代社會符合健康標準者也不過占人群總數的百分之十五左右。有趣的是，人群中已被確診為患病，屬不健康狀態的也占百分之十五左右。如果把健康和疾病看作是生命過程的兩端的話，那麼它就像一個兩頭尖的橄欖，中間凸出的一大塊，正是處於健康與有病兩者之間的過渡狀態——亞健康。

亞健康是一種臨界狀態，處於亞健康狀態的人，雖然沒有明確的疾病，但卻出現精神活力和適應能力的下降，如果這種狀態不能得到及時的糾正，其後果是非常嚴重的。很容易引起心身疾病。包括：心理障礙、胃腸道疾病、高血壓、冠心病、癌症、性功能下降、倦怠、注意力不集中、心情煩躁、失眠、消化功能不好、食慾不振、腹脹、心慌、胸悶、便祕、腹瀉、感覺很疲憊，甚至有得了重病的感覺。然而體格檢查並無器官上的問題，所以主要是功能性的問題。處於亞健康狀態的人，除了疲勞和不適，不會有生命危險。但如果碰到高度刺激，如熬夜、發脾氣等應激狀態下，很容易出現猝死，就是「過勞死」。所謂「過勞死」，是指在非生理狀態下的勞動過程中，人的正常工作規律和生活規律遭到破壞，體內疲勞淤積並向過勞狀態轉移，使血壓升高、動脈硬化加劇，進而出現致命的狀態。

最後，我們來看看哪些人屬亞健康人群：精神負擔過重的人；腦力勞動繁重者；體力勞動負擔比較重的人；人際關係緊張、造成心理負擔比較重的人；長期從事簡單、機械化工作的人（缺少外界的溝通和刺激）；壓力大的人；生活無規律的人；飲食不平衡、吸菸酗酒的人。

調查顯示，現代「白領」階層是亞健康的主要群體，他們幾乎每天都面臨著新的挑戰，精神壓力很大。如果心理承受能力較強，及時調整心態，隨時化解壓力，就不會「積勞成疾」。反之，精神壓力長時間積蓄，大腦超負荷運轉，妨礙了大腦細胞對氧和營養的及時補充，使內分泌功能紊亂，交感神經系統興奮過度，自律神經失調，就導致腦疲勞，從而引起全身的「亞健康」症狀，如渾身無力、頭暈眼澀、心悸氣短、失眠健忘、上火便祕、沒有食慾等。它還會降低人的免疫力，使人易患感冒和流行病。

找到病因，對症下藥就不難了。讓「亞健康」遠離自己的最佳方法就是不斷提高自己的心理承受能力。但這是一個漫長的過程，不是一時一刻就能完成的。除此之外，透過經絡按摩的方法也可以有效緩解乃至消除亞健康所帶來的困擾。在這一章裡就給大家介紹一些防治亞健康的經絡按摩方法。

緩解精神壓力的經絡按摩法

現代人的生活品質是隨著環境的變化而改變的。工作的快節奏、生活的重擔甚至情感的困擾，都會給人帶來比較大的壓力，長期這樣會讓人感到精神萎靡不振、身心疲憊、情緒低落，更使健康受到威脅。時間一長就容易使人們的神經非常緊張，嚴重時就造成了神經衰弱。

透過經絡按摩，反射性的影響神經中樞的功能，可以使神經中樞的興奮和抑制過程恢復平衡，頭暈、失眠、多夢等不適相應得到改善。按摩還能舒筋活血，通利關節，使肢體疼痛減輕或消失，神經衰弱的某些發病因素也可消除。頭、後頸、腳掌及手指根等部位有不少鎮靜、安眠穴位，按摩刺激這些穴位有鎮靜催眠作用。

其具體方法如下：

按頭

每晚臨睡前半小時先擦熱雙掌，然後將雙掌貼於臉頰，兩手中指起於迎香穴，向上推至髮際，經睛明、攢竹等穴，然後兩手分開向兩側至額角而下，食指經「耳門」返回起點，如此反覆按摩三十～四十次。

搓胸

取盤膝坐位，用右手平貼右肋部，向左上方搓至左肩部，共三十次；然後左手平貼，自左肋部搓至右肩部，共三十次。

揉腹

取盤膝坐位，用一手掌疊於另一手掌上按於腹部，以肚臍為中心，先順時針方向揉腹三十次，再逆時針方向揉腹三十次。

抹腰

取盤膝坐位，兩手插腰（四指向後）沿脊柱旁自上而下抹至臀部，共三十次，如發現壓痛點，可用手指在局部按壓二十～三十秒鐘。

揉膝

取坐位，兩手按於兩膝臏骨上，由外向內揉動三十次，然後再由內向外揉動三十次。揉動時手不離開皮膚，輕度用力，膝部感到舒適即可。

搓腳掌

取坐位，用左手握左踝關節，右手來回搓左腳掌（腳底前半部）三十次，然後右手握右踝關節，左手搓右足掌三十次。

防治亞健康的常用穴位

百會穴

預防過量飲食、便祕。左右兩耳洞向上升，在頭部連接後的那條線的頂點，即是百會穴。它可以達到安定神經、預防飲食過量的作用。

攢竹穴

緩和眼睛的疲勞和浮腫。眉頭下方凹陷之處即是。眼睛疲勞以及頭痛，都會引起眼部四周的浮腫。此穴位可以緩和不適。

太陽穴

消除眼睛疲勞、浮腫。眼睛與眉毛間的側面，向後約一橫指處，快接近髮際處。此穴位可促進新陳代謝。

承泣穴

防治眼袋鬆弛。位於眼球正下方，約在眼廓骨附近。由於有胃下垂的人眼袋容易鬆弛，所以此穴能提高胃部機能，從而防止眼袋鬆弛。

球後穴

提高小腸的機能。眼尾正下方，臉頰頭下處。能調整小腸機能，有助於營養的吸收，增強人的食慾。

迎香穴

減輕肩膀痠痛及鼻塞。眼球正下方，鼻翼的旁邊即是。此穴位不僅可以消除眼部浮腫、預防肌膚鬆弛，還能減輕肩膀痠痛。

頰車穴

消除臉頰的浮腫。沿臉部下顎輪廓向上滑，就可發現一凹陷處，即為此穴位。它可以有效消除因攝取過多的糖分所造成的肥胖。

地倉穴

抑制食慾。嘴角旁約零點五公分處即是。胃部如果持續處於高溫狀態，就會促進食慾，所以此穴的功能是降低胃溫、抑制食慾。

承漿穴

消除臉部浮腫。下唇與下顎的正中間凹陷處即是。它能控制荷爾蒙的分泌，保持肌膚的張力，預防臉部鬆弛。

天突穴

促進水分的排除。位於喉部斜下方肌膚的內側。它能刺激甲狀腺，促進新陳代謝，去除臉部多餘的水分。

美顏明目穴位操，助你緩解眼疲勞

為什麼辦公室一族經常會感到眼睛乾澀、疲勞呢？

原因就是長時間盯著電腦螢幕進行工作。據統計，一天在電腦螢幕前工作三小時以上的人，有八成人會有眼睛疲勞、頭疼、肩頸痠痛的症狀。眼睛是我們的靈魂之窗，要保護好它，除了盡量少用電腦這個最直接的方法外，也可以做做「美顏明目穴位操」。

美顏明目穴位操的步驟如下：

第一步：意守明目

自然站立，抬頭望天約一分鐘，再低頭望地一分鐘。然後合目靜坐。將意念集中於雙眼，舌抵上顎，自然呼吸。

第二步：按睛明穴

食指尖點按睛明穴，按時吸氣，鬆時呼氣，共三十六次，然後輕揉三十六次，每次停留二～三秒鐘。

第三步：揉按四白穴

略仰頭，眼光下移到鼻翼的中點。按時吸氣，鬆時呼氣，共三十六次，然後輕揉三十六次，每次停留二～三秒鐘。

第五步：揉按太陽穴

按壓太陽穴（眼尾與眉梢之間凹陷處）。按時吸氣，鬆時呼氣，共三十六次，然後輕揉三十六次，每次停留二～三秒鐘。

第六步：按壓攢竹穴

攢竹穴在眉毛內側頂端。按時吸氣，鬆時呼氣，共三十六次，然後輕揉三十六次，每次停留二～三秒鐘。

第七步：按壓風池穴

風池穴在耳後枕骨下。按時吸氣，鬆時呼氣，共三十六次，然後輕揉三十六次，每次停留二～三秒鐘。

第八步：凝神浴面

將兩手掌心搓熱，吸氣，兩手由承漿穴（嘴角）沿鼻梁直上至百會穴（前額），經後腦按風池穴，過後頸，沿兩腮返承漿穴，呼氣。做三十六次。

除了多做這套明目操外，在生活細節中也要多加保護，主要是從以下四點坐起：

（1）平時注意眼睛衛生，起居作息正常，少熬夜。

（2）少吃辛辣、烤炸食物。

（3）每工作三十分鐘讓眼睛適度休息。

（4）在冷氣房裡放一杯水避免過於乾燥，並且多喝開水。

如何用經絡按摩的方法防治「滑鼠手」

現代辦公往往離不開電腦的幫助，這使得罹患「滑鼠手」（腕隧道症候群）的人越來越多。「滑鼠手」多是腕關節勞損，這是因工作性質所引起的慢性勞損，或因直接、間接暴力引起腕關節外傷的後遺症。表現為腕關節經常疼痛，用腕稍多則疼痛加重，甚至出現腕部腫脹、活動受限、關節無力、關節彈響、局部壓痛等症狀。

以下是防治「滑鼠手」的經絡按摩方法，只要你能每天抽出幾分鐘做做，就能有效防治「滑鼠手」。

首先是預備動作。取坐位，腰微挺直，雙腳平放與肩同寬，左手掌心與右手背重疊，輕輕放在小腹部，雙目平視微閉，呼吸調勻，全身放鬆，靜坐一～兩分鐘。

接下來，就可以開始做按摩了：

捏揉腕關節

將健肢拇指指腹按在患腕掌側，其餘四指放在背側，適當對合用力捏揉腕關節三十秒～一分鐘。

功效：疏通經絡，活血止痛。

合按大陵穴、陽池穴

將健肢拇指指腹放在患腕大陵穴，中指指腹放在陽池穴，適當對合用力按壓三十秒～一分鐘。

功效：疏通經絡，順滑關節。

按揉曲池穴

將健肢拇指指腹放在患肢曲池穴，其餘四指放在肘後側，拇指適當用力按揉三十秒～一分鐘。以有痠脹感為佳。

功效：調節臟腑，活血止痛。

按揉手三里穴

用健肢拇指指腹按在患側手三里穴，其餘四指附在穴位對側，適當用力按揉三十秒～一分鐘。

功效：理氣和胃，通絡止痛。

搖腕關節

用健手握住患肢手指，適當用力沿順時針、逆時針方向牽拉搖動三十秒～一分鐘。

功效：活血止痛，滑利關節。

撚牽手指

用健側拇、食指捏住患指手指，從指根部撚動到指尖，每個手指依次進行，撚動後再適當用力牽拉手指。

功效：活血通絡，滑利關節。

以上手法可每日做一～二次，在治療期間應避免手腕用力和受寒，疼痛較甚時可做熱敷，結合痛點封閉治療，療效會更好。

動動「手」，助你提神醒腦

在現代社會，有很多人因為工作壓力大，或者飲食、作息無規律，結果導致在工作和生活時常常感覺到大腦遲鈍、精力不集中、沒有效率，身體狀況也隨之越來越趨近於亞健康，如何改變這種情況呢？其實，只要，你動動「手」，就可以有效提神醒腦，不信的話，你不妨試一試下面兩個動作。

手指交叉可提神

就是交叉的扭在一起。或許有的人會把右手拇指放在上面，有的人則把左手拇指放在上面。哪隻手的拇指放在上面，產生的保健效果是不一樣的，因此，某隻手拇指在上交叉一會兒後，要換成另一隻手拇指在上交叉。在做這個動作時，如果感覺到不舒服，不要停止，這是很正常的現象，原因在於做了平時不怎麼做的動作。這樣做，會給大腦一種刺激，由此可以促進大腦功能的提高。

做幾次上面的動作，然後，使手指朝向自己，某隻手拇指在上，從手指根部把雙手交叉在一起，並使雙手手腕的內側盡量緊靠在一起。緊靠一會兒後，換成另一隻手拇指在上交叉。這也同樣會給大腦以刺激。一般交叉三秒鐘左右就要鬆開，然後再用力的緊靠在一起，反覆進行幾次。

拍擊手掌來醒腦

每個人的手掌中央都存在著有助於增強心臟功能、開發大腦潛力的重要穴位。只要對此進行刺激，大腦的潛力就能得到開發，頭腦就會變得清爽。那麼，怎麼來刺激手掌中央的重要穴位呢？方法很簡單，只要強烈拍擊雙手手掌就行。

一般來說，把雙掌合起來拍擊時會發出「啪啪」的聲音，這個聲音透過聽覺神經傳到大腦，可有效增強大腦功能，使大腦保持清爽的狀態。這種鍛鍊方法很簡單，隨時隨地都可以做。比如：一些人早上喜歡睡懶覺，想克服這個毛病，就可以把雙手向上方伸展，用力的拍擊手掌三～五次。然後，把向上方伸展的雙手放在胸前，再用力拍擊三次。應該注意，手腕要用力伸展，盡量使左右手的中指牢牢的靠攏。

這個動作的效果很明顯，會使頭腦的模糊和心中的煩躁完全得到消除。保持清醒的頭腦，是工作和生活的有利因素。而透過拍擊手掌，就可以精力充沛的進行學習和工作，並能提高效率。

按壓耳朵上的穴位可控制食慾

在造成亞健康的眾多原因中，暴飲暴食、偏食、挑食是造成「亞健康」重要的原因之一。根據中醫理論，人的耳廓上有幾個穴位是與大腦控制食慾的中心相連的，刺激這些穴位就能減少食慾，告別暴飲暴食的不良惡習。

控制飢餓

食指按壓右耳的飢點穴一分鐘，換左耳做同樣的動作。

這個動作的經絡原理在於：當腸胃向控制食慾的下丘腦發出「我餓了」的信號時，人就會有進食的欲望，而按壓相應的穴位能達到阻止信號傳遞的作用。

避免壓力下進食

拇指和食指捏緊右耳的神門穴，保持一分鐘，然後換左耳做同樣的動作。

這個動作的經絡原理在於：很多時候人們吃得過多，並不是身體真正需要，而是壓力使然。按壓神門穴能安撫身體，減少緊張，使刺激食慾的神經得到放鬆。

延長飽足感

用食指敲打右耳的內分泌點穴位六十下，換左耳重複。

這個動作的經絡原理在於：按壓內分泌點穴位可使下丘腦限制導致飢餓的激素產生，並增加使人產生飽足感的激素分泌。

減少腹部脂肪堆積

用小指輕輕敲打右耳的胃點穴位六十下，換左耳重複。

這個動作的經絡原理在於：腹部脂肪堆積是由於胃脹氣和消化不良引起的，對胃點的刺激可以使消化激素活躍，提高消化能力分解多餘的食物。

五個小動作助你告別頸椎疼痛

頭歪一歪，脖子就痠疼；握一會兒鼠標，整條手臂就麻了；坐久了，就腰痠背痛。近年來，工作方式單一的辦公室一族由於長期承受高強度工作，常常會造成頸椎不同程度的疼痛，給自己的生活和健康帶來很大的困擾。

對辦公室一族來說，如何改善頸椎的健康狀況呢？日常要注意放鬆，使背部肌肉保持正確作息姿勢，以免腰背部肌肉過度緊繃。也可適當運用藥物，加強療效，如活絡止痛藥。平時要加強鍛鍊，也可適當接受物理治療，緩解疼痛。同時我們可以採用下面的保健方法：

搖頭晃腦

長期伏案工作，頸部一直處於前傾位，容易導致頸部肌肉疲勞，罹患頸椎病。工作間隙做些轉頸、前俯、後仰的頭部運動，或用空拳輕輕叩擊頭部，不僅能解除頸部肌肉的疲勞，還能改善大腦的血氧供應，健腦提神，治療由神經衰弱引起的失眠等。

聳肩拋臂

經常聳肩拋臂可使肩部和臂的氣血運行通暢，有效預防肩周炎和頸椎病。聳肩時，兩肩反覆上提和下沉，然後做雙臂擺動、循環輪臂和上舉。

抓耳撓腮

中醫認為，腎開竅於耳，人的各種臟器在耳廓上都有相應的投射點。對這些投射點進行搓揉和按摩，可刺激末梢神經，促進血液循環，調節和改善臟腑功能，尤其是腎功能。腎充則耳聰目明，腿健腰壯。故有人將此運動稱之為「耳上的體育鍛鍊」。方法是：右手從頭上拉揉左耳向上十餘次，復以左手拉揉右耳十餘次，亦可從上到下對耳廓和耳垂進行揉按。揉耳之後如能對臉部進行搓摩，效果更好。當然，這個動作對女性來說，做起來有些不雅，所以，可以選擇在家裡或比較私密的空間做。

伸腰哈欠

很多白領一天工作下來，腰痠手臂痛。這是因為經常處於一種姿勢，處於收縮狀態的肌肉群就會出現疲勞，而處於舒張狀態的肌肉群則導致血液瘀滯，代謝過程中所產生的一些廢物不能及時排出，導致肌肉疲勞。此時伸個懶腰，打個哈欠，頓感精神許多。這是因為打哈欠時透過深呼吸運動，排出肺內多餘的殘氣，吸進更多的新鮮空氣，可有效改善大腦的血氧濃度，解除疲乏；伸個懶腰則引起部分肌肉的較強收縮，在持續幾秒鐘的伸腰動作中，很多鬱積在肌肉中的血液被逼入心臟，大大增加了血循環的容量。所以，在工作間隙多做些伸腰動作，多做些深呼吸，不僅能解除疲勞，還能預防腰肌勞損、椎間盤突出等症。

捶背搓腰

背部為陽，是督脈所據，而督脈又稱「諸陽之海」，統率一身陽經。捶背可以刺激背部皮膚、皮下組織和穴位，透過神經系統和經絡傳導，增強內分泌和經絡系統的功能，增強抗病能力。背部皮下組織還潛伏著許多具有免疫功能的組織細胞，它們很少活動，只有在捶打敲擊時，才被趕入血循環，發揮其免疫功能。捶背方法通常有拍法和擊法兩種。拍法即用虛掌拍打，擊法則用虛拳擊打。每分鐘六十～一百次，每次十～十五分鐘。

刺激中衝、少衝穴讓你的心情不再煩躁

心情煩躁、焦慮不安是一種對客觀事物期望值太高，事不遂心願所造成的一種精神緊張狀態。此外，在月經緊張症、更年期症候群時，也可以煩躁不安。

煩躁不安的狀態對別人、對自己都有害處，不但可以影響人際關係，同時也可以影響自己的身心健康，長此以往，容易引起消化性潰瘍、高血壓等疾病。因此，當您心情煩躁、焦慮不安時，要做好自我心理保健及情緒的調節。譬如可以去看個電影，逛逛公園，找朋友談心或者去空曠的山谷大聲呼喊以釋放不良情緒，古人以「制怒」為座右銘，也是自我情緒調節的好辦法。

擺脫焦慮不安、心情煩躁也可以用經絡按摩法，最好的按摩穴位是中指尖端的中衝穴和位於小指指甲下方的少衝穴，這兩個穴分別是心包經和心經的井穴。由於心包經和心經是兩條控制心臟功能、調節自律神經的經絡，所以經常刺激這兩個穴位自然可以消除煩躁，使人心平氣和。再配合按摩心包經上的大陵穴、大腸經上的陽溪穴的話效果更好。刺激的方法是連續指壓以上穴位，如果某一穴位有壓痛，則對此可加重刺激，當穴位壓痛消失後，則心情可感覺輕鬆舒坦，再也不想發脾氣了。

所以說，當你患有月經緊張症而心情不安時；當你焦慮不安，要與別人為一點芝麻大小的事而爭執時，就趕快刺激以上穴位吧！

第九章　讓全身的經絡通起來

——日常生活中的經絡保養法

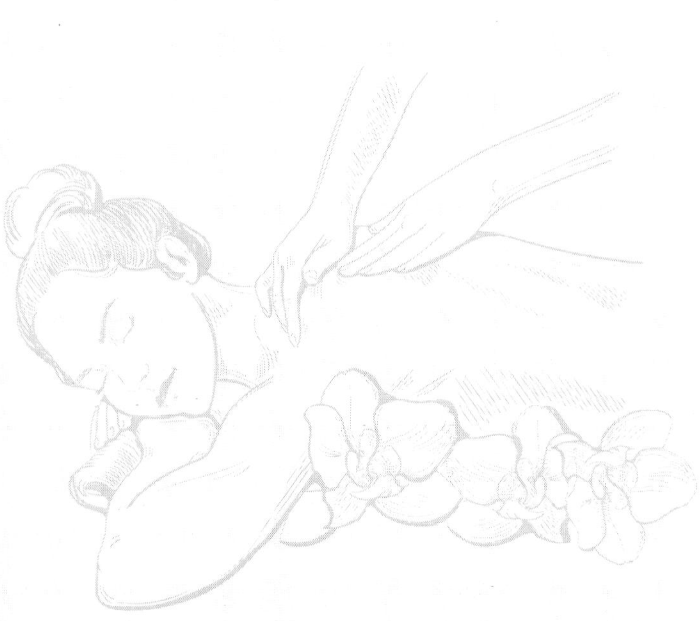

日常生活中常用的十三個經絡保養法

一、頭部點穴

點按風府穴：雙掌掌根貼於耳後，雙手中指彎曲以指尖點按頭後正中線的風府穴約一分鐘，力量適中。風府為督脈穴，常點按此穴可防治頭、頸疼痛，預防中風。

點百會、四神聰：雙掌掌根貼於頭的兩側，然後以雙手中指指腹依次點按頭頂百會穴及四神聰穴，約一～三分鐘，力量適中。百會為督脈穴，四神聰為外經奇穴，頭為諸陽之會，常點按此二穴，可防治頭痛、眩暈等症狀。

點太陽：以雙手中指指腹分別點、揉兩側太陽穴，點法和揉法結合，約一分鐘。太陽為經外奇穴，常點按此穴可防治頭痛、目疾等病症。

點人中：以左手中指指腹按人中穴。人中又稱水溝，為督脈穴，點按此穴可提神醒腦，用於神志昏迷、驚風與腰脊強痛等症狀。

二、十指梳搔頭皮法

頭為「諸陽之會」，腦為髓之海，乃諸陽經氣的會聚處。每日早晚雙手五指分開如爪向後梳搔前額髮際至枕後髮際各六十次。本法可促進血液循環、防治腦血管病變等。

三、搓掌揉臉法

每天早晚雙手搓掌至發熱，揉臉部各六十次，激發臉部氣血，使臉部充盈紅潤，面肌富有彈性，有防老袪皺、精神煥發之功能。

四、搓揉耳廓法

「耳為腎之竅」，腎開竅於耳，耳為六條陽經經脈所聚之處。先用掌心旋摩耳廓前面十次，然後水平方向摩擦耳廓前面和後面十次，使耳部發熱，有燒灼感為宜。每日早晚各六十次。本法有防治耳聾、耳鳴和耳源性疾病等功能（有化膿性中耳炎者禁用）。

五、叩齒彈舌法

齒屬腎，「腎主骨，腎氣虛，齒不健，八八則齒發去」。老年人常叩齒則健齒，齒健則福。每日早晚叩齒各六十次，可健齒、防牙病和牙齒脫落等。

「心開竅於舌」，舌為心之苗。每日早晚彈舌各六十次，彈舌是對腦的良性按摩，有健腦護腦之功。

六、頸項部按摩法

頸項部是人體經脈通往頭部和肢體的重要通道。每日早晚按摩各六十次，有防治頸椎病、血管性頭痛、腦血管病的功能。

七、肩胛部按摩法

肩胛部是手足之三陽經脈交會之處，每日早晚各按摩六十次，有防治肩周炎、頸椎病的功能。

八、上肢部按摩法

上肢部位為「手三陰手三陽之脈」的要道，是內連臟腑外絡肢節的重要部位。每日早晚各按揉六十次，即從上內側腋下（極泉穴）至腕部內側（內關穴）；從外側腕部（外關穴）至肩部（肩井穴）。此法有疏通上肢經脈、調和氣血之功能，對心血管系統、呼吸系統疾病及上肢病痛有良效。

九、脅肋部按摩法

脅肋部位為肝膽經脈所交會處，每日早晚按揉六十次，有疏肝理氣、清肝利膽之效，對治療肝膽疾病和岔氣、肋間神經痛有效。

十、腹部穴位按摩法

腹為任脈經過之處，每日早晚雙手重疊放在臍部（神厥穴），上下左右順時針方向按揉六十次，然後再以同樣手法逆時針方向按揉六十次，可改善消化系統、生殖泌尿系統的功能。

十一、腰部按摩法

「腰者腎之府」，腎為先天之本，腎主骨藏精。每日早晚按摩腰部（腎俞穴、命門穴等），使腰部發熱，則能強腎壯腰，對治療腎虛腰痛、風濕腰痛、強直性脊柱炎、腰椎間盤突出症等腰部疾患有良效。

十二、骶尾部按摩法

骶尾部為人體「大樹之根」，按摩骶尾部八髎穴和長強穴，每日早晚各六十次，有治療腰骶痛、改善性功能之療效。

十三、下肢部按摩法

下肢部位為「足三陰足三陽」之脈的要道。每日早晚拍打由下（三陰交穴—懸中穴）向上（足三里—陰陵泉）和股下段（梁丘穴—血海穴）至股上段（風市穴—環跳穴），如此反覆拍打六十次，對活血理氣、舒筋通絡、調理脾胃效果尤佳。

經絡保養的正確時間

中醫學將人體氣血循環比作水流，用以闡明十二經脈氣血的流注過程。流注，從字面上看是流動轉注，比喻自然界江河湖海水流的會合和往返不息。

流注於經脈的氣血有盛有衰，把每天分為十二個時辰，一個時辰分配一經，除了在對應的時辰敲對應的經絡，晚上的時辰換在白天相對應的時辰來敲，還要注意做以下的事情來保養經絡。按照這個時間和方式保養經絡，事半功倍。

卯時（五點～七點）對應大腸經。大腸經最旺。「肺與大腸相表裡」。肺將充足的新鮮血液布滿全身，緊接著促進大腸進入興奮狀態，完成吸收食物中水分與營養、排出渣滓的過程。肺氣足才有大便。當拉特別細的大便時說明心肺特別的差，心肺功能好，大便功能就好，這就是肺與大腸相表裡的意義。此時應排除體內的廢物，以免毒素留在體內，引發諸多疾病。

辰時（七點～九點）對應胃經。此時胃最活躍，一定要吃早餐，每天在這段時間裡敲胃經最好，可以啟動人體的發電系統。飯後，徐徐行走百步，邊走邊以手摩腹。老年人脾胃虛弱，輕微活動和按摩腹部可促進腸胃蠕動，增強消化。

巳時（九點～十一點）對應脾經。「脾主運化，脾統血」。脾是消化、吸收、排泄的總調度，又是人體血液的統領。「脾開竅於口，其結在唇」。脾的功能好，消化吸收好，血液的品質好，所以嘴唇是紅潤的。否則唇白或唇暗、唇紫。脾主身之肌肉，人體自身的脾需要運動，而身體的肉經運動以後才能化成肌肉。這段時間裡要喝至少六杯水，慢慢飲，讓脾臟處於最活躍的程度。

午時（十一點～十三點）對應心經。午餐應美食，這裡的美食不是指山珍海味，而是要求食物要「暖」和「軟」，不要吃生冷堅硬的食物。只吃八分飽。食後用茶漱口，滌去油膩，然後靜坐或午休。

未時（十三點～十五點）對應小腸經。小腸分清濁，把水液歸於膀胱，糟粕送入大腸，精華輸送進脾。小腸經在未時對人一天的營養進行調整。此時有利於吸收營養，是小腸最活躍的時候，故午餐應在下午一點前食。

申時（十五點～十七點）對應膀胱經。膀胱儲藏水液和津液，水液排出體外，津液循環在體內。這段時間是一天最重要的喝水時間，要多喝水，腎臟和膀胱不好的人，更要在這段時間多喝水（不少於五百毫升），有利於泄掉小腸注下的水液及周身的「火氣」。

酉時（十七點～十九點）對應腎經。晚餐宜早，宜少，可飲酒一小杯，不可至醉。用熱水洗腳，有降火、活血除濕之功效。晚漱口，除去飲食之毒氣殘物，以利口齒。

戌時（十九點～二十一點）對應心包經。練靜氣功，然後安眠。睡時宜右側臥，「睡如弓」。先睡心，後睡眠，即睡前什麼都不想，自然入睡。

亥時（二十一點～二十三點）對應三焦經。三焦經最旺，三焦是六腑中最大的腑，有主持諸氣、疏通水道的作用。亥時三焦通百脈。人如果在亥時睡眠，百脈可休養生息，對身體十分有益。

子時（二十三點～一點）對應膽經。安睡以養元氣，環境宜靜，排除干擾。「睡不厭蹴，覺不厭舒」。即睡時可屈膝而臥，醒時宜伸腳舒體，使氣血流通，不要只固定一種姿勢。

丑時（一點～三點）對應肝經。此時是肝臟修復的最佳時段。「肝藏血」。人的思維和行動要靠肝血的支持，廢舊的血液需要淘汰，新鮮血液需要產生，這種代謝通常在肝經最旺的丑時完成。如果丑時不入睡，肝還在輸出能量支持人的思維和行動，就無法完成新陳代謝。《黃帝內經》中說：「臥則血歸於肝。」所以丑時未入睡者，臉色青灰，情致倦怠而躁，易生肝病。

寅時（三點～五點）對應肺經。「肺朝百脈」。肝在丑時把血液推陳出新之後，將新鮮血液提供給肺，透過肺送往全身。所以人在清晨臉色紅潤，精神充沛。人體氣機都講順其自然，也是從肺經開始，這時候是陽氣的開端，是人從靜變為動的一個轉化，這就需要有一個深度的睡眠。

一天抖三抖，能活九十九

民間自古流傳著很多簡單的養生諺語，其中蘊涵著深刻的養生哲理，「一天抖三抖，能活九十九」就是其中很具代表性的一句。

「一天抖三抖」為什麼可以防病健身呢？中醫有個理論叫做「通則不痛，痛則不通」。凡是身體各部位經絡氣血暢通者，就不會感到疼痛。身體的經絡就像水流，要經常疏通，才不會生病。疏通經絡的方法有很多，抖動就是既簡便又有效的方法，它時時刻刻可做，戶內室外，陽台床頭，凡有立足之地就有練功的條件。因此，許多得益於抖動健身的人們，都有這樣的體會：一日抖三抖，能活九十九。

具體做法

（1）雙腳平肩寬，手腕放鬆擺在前面：血壓偏高者，雙手擺在腹下方；血壓偏低者雙手擺在肩上方；血壓正常者雙手擺在胸部前方。

（2）雙腳跟慢慢提起離地，越高越好，以大拇指用力支持身體，然後再慢慢放下腳跟。做三～五次適應性訓練後，逐漸腳跟用力向下蹬，力度以自己的身體能承受為度。

（3）隨著腳跟的不斷向下蹬，雙手也不斷放鬆，上下抖動。

（4）一般有空之間，疲勞之時，就可以隨時抖動三～五次。往往精神馬上為之一振。如果作為一種鍛鍊，最好早上起來和晚上睡覺之前做。一般多少歲抖多少次。哪怕你是六十歲之人，不用一分鐘就鍛鍊完了。

操作功效

透過全身抖動使內臟運動，消除疲勞，增強全身氣血流通。

時間安排

每天早晚各一次。晚上睡前做還有利於睡眠。

讓手足天天溫暖，經絡方能生機勃勃

經絡不通，保健無功；命要活得長，全靠經絡養。中醫認為經絡在人體內有運行氣血，溝通內外，聯絡臟腑，貫通上下的作用。人體透過經絡系統把各個組織器官連成一個有機的整體。可以說，經絡是人體的生命之樹。

經絡這個人體生命之樹的根和本在人的體內，也就是在臟腑；枝和梢在人的體外，即在指趾。也就是臟腑是經絡的根本，而指、趾是經絡的枝梢。

天地的寒氣經常會從我們的手足進入我們的身體，而經絡氣血的正常流通需要恆定的溫度，中醫認為寒則凝，就是說，寒氣會讓經絡氣血流通不暢。如經絡輕度堵塞就讓人感冒、頭痛，手足長期接觸寒氣，經絡嚴重堵塞的話，就會得腱鞘炎、關節炎等疼痛難忍又很難痊癒的病。在醫院骨科，很多得了腱鞘炎、手足關節腫痛的中老年婦女來看病，原因就是她們不注意手的保暖，經常大冬天接觸冷水，寒氣長時間鬱閉經絡造成的。寒氣一般都是從手、足、口進入人體的，比如經常吃生冷的東西，大冬天經常用冷水洗東西，平時愛打赤腳，這些生活上不注意的小細節都會讓寒氣有機可乘，侵犯人體經絡使人致病。

所以說，日常生活中一定要多注意手足的保暖。在炎熱的夏天，最好不要長時間待在開空調的屋子裡，溫度也要控制好，不要開得太低，否則寒氣侵入經絡；在冬天，則要注意手足的保暖，外出時最好戴上手套，晚上睡覺前多用熱水洗腳。

除此之外，按摩相關穴位也可以有效給腿腳保溫。

首先是大腿根內側的氣衝穴，在此穴位的下邊，可以摸到一根跳動的動脈。在按摩時，先按揉氣衝穴，然後按揉跳動的動脈處，一鬆一按，交替進行，一直揉到腿腳有熱氣下流的感覺為止，此法對促進腿部血液循環很有益處。

接著是心俞穴，它的位置在左右肩胛骨中間、脊梁骨和兩側大筋的部位，按揉三十六次，左右各轉十八次。腎俞穴（即兩邊「腰眼」），兩側各按揉三十六次，每一側都是左右各轉十八次。

最後是按摩腳底湧泉穴，按摩以感覺到熱為限度，再搓揉腳趾。以上手法，每晚睡前按摩一次即可。堅持半個月就會有效果。

另外，需要提醒大家的是，千萬不要養成打赤腳的習慣，雖然偶爾赤腳可以達到一定的按摩腳底經絡的作用，但時，如果時間過長或者經常性赤腳，就會給寒氣以可乘之機。據說，新加坡人就有在室內打赤腳的習慣，讓腳底直接與地面接觸，結果導致寒氣直接從足而入，因此新加坡人患腰腿痛的很多。由此可見，打赤腳千萬不能形成習慣。

保養經絡需要正確的喝水方式

說到喝水，大家都覺得是小事一樁，其實喝水是很重要的，而且很少有人真正有科學喝水的習慣。一天最少要喝六大杯水，因為經絡是能量通道，人體裡的能量離不開類似電的物質。而水是良好的導電體，所以經絡的通暢離不開水的參與。身體缺水時，經絡就會產生導電不良的現象，而使氣血滯塞，無法將身體所需的能量送達各器官組織，從而使代謝物無法正常排出，導致氣血不暢，生理紊亂，以致體弱、生病。

人體所有經絡運行跟時序息息相關，所以說，喝水只有喝對時間，對身體的排毒和代謝功效才能達到最大。

一般來說，一個人一天喝水量的多寡與頻率，還要視排泄量而定，但無論如何，一天至少要喝四次水。根據自然療法時間能量營養學的規律，一天中第一次需要喝水的時間是早上起床時，因為在大約八個小時的睡眠中，體內水分因流汗、形成尿液而耗損，血液呈缺水狀態，所以最好先喝水。接著，開始上班後，馬上倒六百毫升的水備著，有空就喝，最好要在午餐前喝完；到了下午四五點，也要適當再補充些水分；下班回家後或是晚上睡前最好也要喝水。需要注意的是，小孩、老人睡前最好避免喝水，以免影響睡眠品質。

另外，運動或大量流汗後，即使沒有感覺口渴，也一定要補充水分，或者視個人需要和習慣，交替補充水和運動飲料。

那麼，一天中究竟該喝多少水呢？這與體重有很大的關係，越重的人越需要大量的水來代謝排毒，最簡單的計算方式就是把體重乘以三十，就是個人需要的毫升量。如果不喜歡只喝白開水的話，也可以喝花草茶，喝茶的效果與精油芳療很像，混合兩三種不同的植物像松果果實、薰衣草等，喝了就很有排毒效果！

最後要說的是餐前空腹喝水的重要性，這樣能配合飲食來保養經絡。餐前空腹喝水是指，早、中、晚三餐之前約一小時，應該喝一定數量的水。因為，食物的消化是靠消化器官的消化液來完成的。消化液（唾液、胃液、膽汁、胰腺液、腸液）每天分泌的總量達八千毫升左右。飯前空腹喝水，水在胃內只停留兩三分鐘，便迅速進入小腸並被吸收進入血液，一小時左右可補充到全身組織細胞，供應體內對水的需要。

所以，餐前喝水可以保證分泌必要的、足夠的消化液來促進食慾，幫助消化吸收，同時又可以不影響組織細胞中的生理含水量。

因此，飯前補充水分很重要。尤其是早餐前，因為經過一夜睡眠，時間較長，人體損失水分較多，早上醒來，空腹喝水可及時補充人體水分的流失。

空腹時宜喝溫開水，也可以飲用清淡的飲料，如果汁、淡茶、菜汁等。牛奶、豆漿、雞蛋等食物不應在空腹時食用，而應放在進餐時或進餐後再吃。天熱多汗，應酌量增加喝水量；大量出汗後應補充一些極淡的鹽水。如果餐前、餐時不補充適量的水分，當飯後胃液大量分泌時體液失水，勢必引起口渴。這個時候再喝水，就會沖淡胃液而影響消化，還會因喝水過多而增加心臟和腎臟的負擔。

走路也可以很好的保養經絡

中醫認為「走為百煉之祖」，可見，步行與健康有著密切的關係。人體的五臟六腑無不與腳有關，日常生活中，堅持步行鍛鍊其實也就是對全身的經絡與穴位的一種保養。

那麼步行具體都有哪些好處呢？

（1）適用於任何年齡層。步行動作簡單，且節奏、時間、路線完全都由自己控制，選擇餘地很大，因此可以自由發揮，隨心所欲，可謂老少皆宜。

（2）適用於任何地點。步行沒有空間、時間的限制，不受環境影響。無論在山區、平地還是草原，無論豔陽高照還是颳風下雨，只要你想，隨時都可以實現。

（3）提高心臟功能，加快新陳代謝。步行時，心跳會加快，這樣就促進了血液循環。如果心率提高並保持一定時間，會大大增加心臟和血管的韌性和強度，從而提高了心臟功能。如果堅持每天以每小時三公里的速度步行兩個小時，可使代謝率提高百分之五十左右。對冠心病等多種心臟疾病有很好的防治作用。

（4）防治疾病，塑體美形。步行可以有效鍛鍊腿部關節，對各種骨質疏鬆和關節疾病有一定的預防作用。研究發現，每天步行四公里，可額外消耗三百千卡的熱量。透過步行大量消耗體內的熱量，減掉多餘脂肪，對於體型偏胖的老年朋友來說是一個不錯的選擇。

（5）放鬆大腦。步行是一種正確疏導壓力的方式，人們可以透過步行放鬆處於緊張狀態的大腦皮層，使大腦得到休息，從而緩解不良情緒，保持自然的心情。

（6）改善老年人的行為控制能力。行為控制能力指計畫和安排事物的能力、工作時的記憶力及自我約束能力。美國科學家對一百二十四位身體健康、但慣於久坐的六十~七十五歲的老年人進行了研究，讓其中的一半人步行，另一半人做舒緩的伸展肢體的有氧操，每星期三次，每次四十五分鐘，然後比較兩組老年人的需氧適應性和神經認知功能。結果顯示，在六個月中，步行的老年人最大耗氧比率比基線高出百分之五點一，而做操的老年人最大耗氧比率比基線降低百分之二點八。與此同時，步行的老人在行為控制能力上也有所改善，而做操的那組老人卻無改善。

在充分了解步行的好處之後，下面介紹一下步行都有哪些方式，以供大家根據需要自己選擇：

快走

快走速度大約為一分鐘一百公尺左右，步幅適中。快走能提高心臟和呼吸功能，增強體能，並且可以釋放壓力，調節心理狀態。

散步

散步的步調比較隨意輕鬆，速度控制在每分鐘三十公尺左右。散步能促進血液循環，鍛鍊心臟。增加血管彈性，降低血壓和血糖，改善消化功能，並能有效治療失眠，對心臟病患者、肥胖者和神經衰弱患者有明顯功效。

赤足步行

赤腳走路可以直接刺激腳底的肌肉、穴位、韌帶、神經，進而反饋給中樞神經系統，使人體各組織器官功能提高，從而保持身體健康。

以上只是一些基礎方法，其他還有雨中步行、倒步走、跑走結合等方式。希望讀者能在此基礎上開發出具有創新性的步行種類，以達到趣味與健身合二為一的目的。

睡眠也是保養經絡的一種好方法

經絡運行全身氣血，對睡眠有著重大的影響。如果經絡氣血不暢，陽不入陰，或陰不斂陽，就會造成睡眠的障礙。同樣的，睡眠品質不好，不能在相應的時刻讓相應的經絡得到正確的保養，對經絡也是一種很大的傷害。

那麼，如何保證高品質的睡眠呢？以下的方法可以作為參考：

睡前泡澡

沐浴是一種百試不爽的放鬆法。所以，水療自古就被人們推崇，並能在各種不同的文化背景中開花結果。神經和身體都在緊繃狀態下的你，可以透過水的愛撫卸下一身的疲憊和煩惱，當水滴落在皮膚上時，就是你在內心「允許」自己開始進入睡眠準備階段的儀式。

需要提醒的是，泡澡最好泡至出微汗。熱水能幫你「促進」血液循環，幫你「發汗」，把疲勞從「裡面」發出，這時你會感覺身體很輕鬆。而且毒素也已經透過汗排出一部分。如此一來，睡覺的時候你就會很安穩。

睡前泡腳

熱水洗腳的好處在前文我們已經有詳細的說明，事實上，它也是非常有助於睡眠的。

睡覺保暖

如果你覺得很難入睡或容易醒，又多夢的話，不妨加厚一點被子，確認暖洋洋的這種感覺，一定會睡好覺。特別夏天在空調房，溫度不宜低於二十六度。

白天流汗

白天有固定而規律的運動，尤其是能夠適當做赤腳運動，流點微汗，非常有助於夜間的睡眠。

睡時放鬆

放鬆睡覺，想像全身的骨頭一節一節的鬆散了一樣，全身沒力躺在床上，然後練腹式呼吸，千萬不要在乎睡沒睡著，只要一心練深呼吸，很快就能入睡。

睡前按摩

躺下去三十分鐘還睡不著覺的話，乾脆你起床做點溫和的對應睡眠的自我按摩。方法可以參考前文第五章中對失眠的解決方法。

睡前關燈

晚上不宜開燈睡覺，醫學研究證實，人在黑暗中才能有深度的睡眠，有燈光會干擾睡眠，不利於人的代謝。

睡回籠覺

有的人清晨醒來，不一會又感到睡意襲來，多數人靠硬挺過去的辦法。其實，如果條件和時間允許，不妨再睡一次「回籠覺」。特別是中老年人，短時間的「回籠覺」，能滿足生理需要，對健康是有益處的。臺灣「經營之神」王永慶活到了九十多歲，他的一個重要的養生方式就是睡回籠覺。

睡前散步

《紫岩隱書．養書》說：「入睡時行，繞室千步，始就枕……蓋則神勞，勞則思息，動極而求靜。」可見，睡前散步對於提高睡眠品質有很大幫助，事實上，這也是很多長壽之人都擁有的良好習慣。

保養經絡就一定要避免「五勞七傷」

在中醫學裡，有「五勞七傷」之說，它們都是危害經絡的大敵，要保養經絡，就一定要防止「五勞七傷」。那麼，什麼是「五勞七傷」?下面分開來談。

首先，來說「五勞」。所謂「五勞」就是指《黃帝內經》中所說的：「久視傷血，久臥傷氣，久坐傷肉，久立傷骨，久行傷筋。」

「久視傷血」，是指長時間使用眼睛的人每每容易患近視或某些眼病。中醫認為「形諸外必本於內」，所以眼睛的損害並不單純是眼睛有病。如果人們習慣於長時間的全神貫注看書讀報，而且又不配合適當的休息與藝文及體育活動，或沒有得到睡眠等因素的調節，久而久之，則會出現面白無華、萎黃或自覺頭暈目眩、兩目乾澀、視物不清等血虛症。

「久臥傷氣」，是指人長時間臥床，老躺著不動，會導致精神昏沉、萎靡不振，引起氣的散亂，得不到凝聚，久之則氣散，無力化神，則人更是萎靡不振，神疲乏力，形成惡性循環，所以說「久臥傷氣」。

「久坐傷肉」，是指人長時間坐著不動，會損傷人體的頸、腰等部位的肌肉組織，引起局部疲勞。由於人體呈坐姿時，頸、腰等部位的肌肉要保持一定張力，以維持身體平衡，如久坐，肌肉長時間保持緊張，則頸、腰等局部肌肉必然疲勞。再者，人體呈坐姿時，被身體壓迫的肌肉以及位於心臟下的肢體，由於體位的關係，其肌肉組織的血液循環得不到改善，會影響肌肉等組織的代謝活動，長此以往，肌肉的功能便會出現退化，並且可能會出現肌肉組織的萎縮現象，所以說「久坐傷肉」。

「久立傷骨」，是指人如果老站著不動，骨骼就會因長時間支撐身體而勞損。一般來說，適當站立有利於增大骨骼密度，增強骨骼硬度。如果人體沒有一定的站立活動，骨骼得不到支撐力量的刺激，反而會導致骨質疏鬆。但長時間站立會導致支撐骨骼的肌肉疲勞，引起骨或骨關節的發育畸形和活動障礙，所以說「久立傷骨」。

「久行傷筋」，是指人長時間行走，會使筋肉受到傷害。因為人的行走主要有賴於筋肉對骨骼的拉動，如長時間行走，必然使下肢關節周圍的韌帶、肌腱、筋膜等軟組織因疲勞而受傷或勞損，這也就是為什麼人走路多了會痠痛、疲乏的原因，所以說「久行傷筋」。

既然「五勞」有損身心健康，那麼應該怎樣預防「五勞」呢？

首先，身心的勞動要適可而止。如有中醫主張變「五勞所傷」為「五勞所養」，即「適視養血，適臥養氣，適坐養肉，適行養筋，適立養骨」，就是說，無論身或心，都要使其有所「勞」，但必須控制住度，適勞有益健康，過勞則損傷身心。

其次，要注意有勞有逸。古語有云：「一張一弛，文武之道。」「張」是緊張，「弛」是鬆弛，二者適當配合，便不易產生疲勞。唐代醫學家孫思邈說：「不欲其勞，不欲其逸。」說的也是這個道理。

最後，一定要重視睡眠。古人說：「眠食二者，為養生之要務。」「能眠者，能食，能長生。」充足的睡眠既可以預防疲勞，也能夠消除疲勞，從而對養生有利。

下面，我們再來談「七傷」。「七傷」是指：

「太飽傷脾」，脾傷則愛歎氣、欲臥、面黃。

「大怒氣逆傷肝」，肝傷則血色微紫、目光暗淡。話雖這樣說，但並不代表不能發怒，畢竟憋著、忍著也會傷肝。這其中如何把握，還需要透過自身的修養和智慧來判斷。

「房勞過度，久坐濕地傷腎」，如果房事過多就會傷腎，如果長期坐著，以致坐出汗來，這就是久坐濕地，同樣會傷腎。腎傷則氣短、腰腳痛、下肢寒冷。

「過食冷飲傷肺」，現在很多人喜歡喝冷飲，而且往往是大口大口的喝，這樣很容易傷到肺。肺傷則氣少，咳嗽、鼻炎等病症就會隨之而來。

「憂愁思慮傷心」，心傷則神傷，喜忘善怒，夜不能寐。

「風雨寒暑傷形」，如果在天氣不好的時候對穿衣不加注意，就容易傷形，形傷則發落，肌膚枯槁。

「恐懼不節傷志」，做什麼事都害怕，而且不知道節制，就會把自己的志氣給傷了，志傷則恍惚不樂，心神不寧。

那麼，該如何防止「七傷」呢?可以參考以下方法：

（1）加強自我心理保護。人有自衛的本能，當受到精神打擊時，應學會自我安慰。

（2）積極社交，豐富感情生活。人有「合群」心理，這種心理得到滿足時，就會產生友誼、友愛、安心、歡悅的積極情緒。

（3）做好人際關係，減少心理疾患。良好的人際關係是心理健康的條件，又是心理健康的表現。

（4）不過高的要求自己。一個人要了解環境，更要知道自己，在理想和追求上達到主客觀的一致。

（5）不過高要求別人。人各有志，每個人，包括朋友、親戚和子女在內都有自己的思維方式和處事方法，也都有自己的優點與缺點，我們不應對別人吹毛求疵。

（6）要盡量減少與人競爭。有些人心理不平衡，完全是因為他們處處以他人作為競爭對象，使得自已經常處於緊張狀態。

（7）要學會適當讓步。退一步海闊天空，要養生就應放開胸懷，不往小處去鑽。

（8）在一段時間內只做一件事。國外有位心理專家發現，構成憂思、精神崩潰等疾病的主要原因，是因為患者面對很多急需處理的事情，精神壓力太大，從而引起精神上的疾病。

保養經絡就一定要避免「五勞七傷」

電子書購買

國家圖書館出版品預行編目資料

菜鳥經絡手冊：第一次經絡按摩就上手，超激實用的人體速效穴位，拯救便祕、0 食慾、性趣缺缺的你！/ 許承翰，蕭言生著 . -- 第一版 . -- 臺北市：崧燁文化事業有限公司，2021.05

面； 公分

POD 版

ISBN 978-986-516-570-3(平裝)

1. 經絡 2. 經絡療法 3. 按摩

413.165 110000119

菜鳥經絡手冊：第一次經絡按摩就上手，超激實用的人體速效穴位，拯救便祕、0 食慾、性趣缺缺的你！

臉書

作　　者：許承翰、蕭言生

發 行 人：黃振庭

出 版 者：崧燁文化事業有限公司

發 行 者：崧燁文化事業有限公司

E-mail：sonbookservice@gmail.com

粉 絲 頁：https://www.facebook.com/sonbookss/

網　　址：https://sonbook.net/

地　　址：台北市中正區重慶南路一段六十一號八樓 815 室

Rm. 815, 8F., No.61, Sec. 1, Chongqing S. Rd., Zhongzheng Dist., Taipei City 100, Taiwan (R.O.C)

電　　話：(02)2370-3310　　　傳　　真：(02) 2388-1990

印　　刷：京峯彩色印刷有限公司（京峰數位）

定　　價：299 元

發行日期：2021 年 05 月第一版

◎本書以 POD 印製